MASSAGEM DE YONI E LINGAM 2

JESUS CEDIEL

Contents

A Diego Jimenez, sem o qual isso não teria sido possível.

Uma antiga oração hebraica diz...

Que seus despertares o despertem

E que, ao acordar, o dia que começa o entusiasme.

E que os raios de sol que entram por sua janela a cada novo amanhecer nunca se tornem rotina.

E que você tenha a lucidez de se concentrar e resgatar os aspectos mais positivos de cada pessoa que cruzar seu caminho.

E que não se esqueça de saborear seu alimento, com cuidado, mesmo que seja "apenas" pão e água.

E que você encontre um tempo durante o dia, mesmo que seja curto e breve, para erguer o olhar para o alto e agradecer pelo milagre da saúde, esse misterioso e fantástico equilíbrio interior.

E que você possa expressar o amor que sente por seus entes queridos.

E que seus abraços abracem.

E que seus beijos o beijem.

E que o pôr do sol o surpreenda e nunca deixe de surpreendê-lo.

E que você chegue cansado e satisfeito ao anoitecer, pelo trabalho satisfatório realizado durante o dia.

E que seu sono seja calmo, tranquilo e sem perturbações.

E que você não confunda seu trabalho com sua vida, nem o valor das coisas com o preço delas.

E que você não se ache mais do que ninguém, pois somente os ignorantes não sabem que não passamos de pó e cinzas.

E não se esqueça, nem mesmo por um instante, de que cada segundo de vida é um presente, uma dádiva, e que, se fôssemos realmente corajosos, deveríamos dançar e cantar de alegria quando nos déssemos conta disso.

Como uma pequena homenagem ao mistério da Vida, que nos acolhe, nos abraça e nos abençoa.

Introdução

A PALAVRA "TABU" é usada para designar assuntos ou comportamentos contrários à norma moral vigente.

Os seres humanos têm tabus.

E normalmente não se fala sobre assuntos tabus.

É por isso que sexo e morte não são discutidos nas sociedades ocidentais. Isso não é feito há séculos.

E quando você fala, sente como se tudo se agitasse dentro de você.

Os seres humanos têm medo de sexo e morte. Têm tanto medo que não ousam nem mesmo chamar as coisas pelo nome.

Em vez de dizer "vamos fazer sexo", ele precisa branquear sua consciência moral e dizer "vamos fazer amor". Quando um homem e uma mulher saem juntos ou se casam, dizem "saímos juntos porque nos amamos", quando na verdade o fazem por atração sexual.

A moralidade predominante significa que homens e mulheres que querem praticar sua sexualidade têm de somatizar paixões fingidas. Eles enganam a si mesmos.

Assim, quando a atração sexual acaba, o amor acaba. E começa tudo de novo.

Sexo e amor podem andar juntos, mas não é um relacionamento que necessariamente anda junto.

O mesmo acontece com a morte.

Embora todos nós saibamos que vamos morrer. É um assunto sobre o qual preferimos não falar. Ninguém quer encarar o assunto.

Pelo sexo você nasce e, a partir do momento em que nasce, caminha em direção à morte. Assim como, a partir do momento em que morremos, nos aproximamos da vida.

O sexo é a vida reconhecendo a si mesma, mas quando você faz sexo e atinge o orgasmo, você morre.

Sexo e morte são os dois lados da mesma moeda, da dualidade serpentina em constante mudança que se enrola em torno de si mesma.

Os seres humanos percebem inconscientemente a profunda relação entre sexo, vida e morte.

A morte não pode existir sem vida, ou seja, sem sexo, assim como o nascimento não pode existir sem morte, ou seja, sem sexo.

MÓDULO I

O SER HUMANO É UM SER MULTIDIMENSIONAL

A MAIORIA DAS PESSOAS considera o mundo da matéria e, portanto, também o corpo físico, como a única realidade que existe, pois é a única que podem perceber por meio dos sentidos físicos.

Entretanto, o ser humano é muito mais do que um corpo físico percebido por nossos cinco sentidos. O ser humano é uma entidade multidimensional.

De acordo com a maioria das tradições orientais e ocidentais, o ser humano tem diferentes corpos ou veículos, cada um com uma frequência vibracional diferente, que se expressam em cada uma dessas dimensões.

Essas dimensões são imperceptíveis para a maioria das pessoas, embora em estados alterados de consciência elas possam ser percebidas. Todas as dimensões pertencentes a este universo estão entrelaçadas entre si e são diferenciadas umas das outras pelo comprimento de onda.

Para entender tudo isso, observe o que acontece quando você quer sintonizar um rádio e move o dial para o canal certo. Ao mover o dial, você está sintonizando diferentes comprimentos de onda, diferentes canais.

A existência de mundos paralelos a este é um fato, só que a consciência da maioria das pessoas está sintonizada em um determinado comprimento de onda e elas percebem apenas este mundo tridimensional, e outros mundos podem ser percebidos se você for capaz de mover o dial de forma consciente e adequada e expandir seu nível de consciência.

Todos nós somos seres físicos, mentais, emocionais e espirituais.

Com base na física quântica, se uma partícula pode existir em diferentes espaços dimensionais ao mesmo tempo, você também pode.

A realidade do seu próprio Ser é que você está preso nesta terceira dimensão, onde experimenta as ações deste mundo físico, mas, ao mesmo tempo, também está experimentando outras dimensões do seu Ser.

Você é um Ser multidimensional que vive em um planeta Terra multidimensional e em um multi-universo infinito.

Pense em tudo o que acontece com a energia, a força vital que dá vida a um corpo físico, quando esse corpo morre.

Uma lei da física afirma que, no universo, a energia não é destruída, mas apenas transformada em outras formas de energia.

O primeiro dos véus de maya é levantado pela compreensão de que a morte é uma ilusão, que a morte não existe.

O corpo físico morre e, subsequente e gradualmente, outros veículos morrem, mas sua essência continua viva.

Todas as práticas esotéricas preparam o aluno para esse momento.

A prática do jejum total prolongado de água proporciona vários benefícios em diferentes níveis, mas também é uma prática iniciática, pois o que realmente acontece é que seu corpo morre lentamente.

A morte ou transição é um processo gradual que é reproduzido passo a passo durante o jejum prolongado, mas acontece que, pelo fato de você começar a se alimentar novamente, o corpo físico não se extingue.

A agonia que ocorre durante o jejum prolongado é muito semelhante à agonia de uma pessoa que está morrendo.

De fato, a matéria é apenas a condensação da energia, ou seja, da energia materializada. E a energia é a condensação do pensamento, da mente ou do espírito.

A energia que atua por trás da manifestação material do corpo e de suas funções e capacidades é formada por um complexo sistema de energia sem o qual o corpo físico não poderia existir.

Esse sistema de energia é formado por três componentes fundamentais: 1) Os corpos não materiais ou corpos de energia. 2) Os chakras ou centros de energia. 3) Os nadis ou canais de energia.

A maioria das tradições fala do número 7 e de sua importância.

Os Vedas, os Upanishads, os livros da Lei de Mano e, particularmente, o Vedanta, fazem alusão a esse número.

O número misterioso pode ser lido em cada página das mais antigas Escrituras Sagradas arianas, bem como nos livros mais antigos do zoroastrismo, nos anais sobreviventes da antiga Babilônia e Caldeia, no Livro dos Mortos e Rituais do antigo Egito e até mesmo nos livros mosaicos, sem mencionar as obras secretas judaicas, como a Ka-balah.

O tempo, semelhante a uma roda brilhante com sete raios, cheio de fecundidade, arrasta tudo para a frente. O tempo, como um carro de sete rodas e sete cubos, avança. As rodas velozes são todos os mundos, o eixo deles é a Imortalidade.
Atharva Veda (XIX, 53)

A Constituição Septenária do Universo, bem como os 7 Princípios Herméticos, fornecem a chave para um conhecimento adequado da formação do Universo e de seu funcionamento.

A Constituição Septenária designa os sete aspectos da Realidade única, que se manifestam tanto no Cosmos quanto no ser humano.

É a divisão da expressão da Natureza no ser humano em sete planos. Esses veículos não devem ser vistos como entidades separadas, dispostas concentricamente como bonecas matriarcais, mas como interpenetrando-se mutuamente, ao mesmo tempo em que mantêm sua identidade.

Assim, o ser humano possui 7 veículos dimensionais. Cada veículo apóia o veículo superior seguinte.

Os 7 veículos são agrupados em dois. A Tríade superior, espiritual e imortal, que consiste em **Atma**, **Budhi** e **Manas**. E o quaternário inferior, a personalidade mortal, que consiste em **Kama-manas**, **Linga Sharira** ou corpo emocional, **Prana Sharira** ou corpo prânico e **Stula Sharira** ou corpo físico.

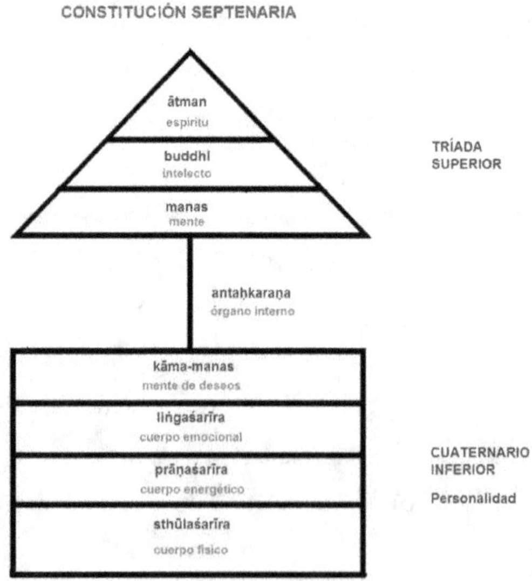

Esses corpos de energia têm sua correspondência com os centros de energia da tradição hindu, chamados chakras.

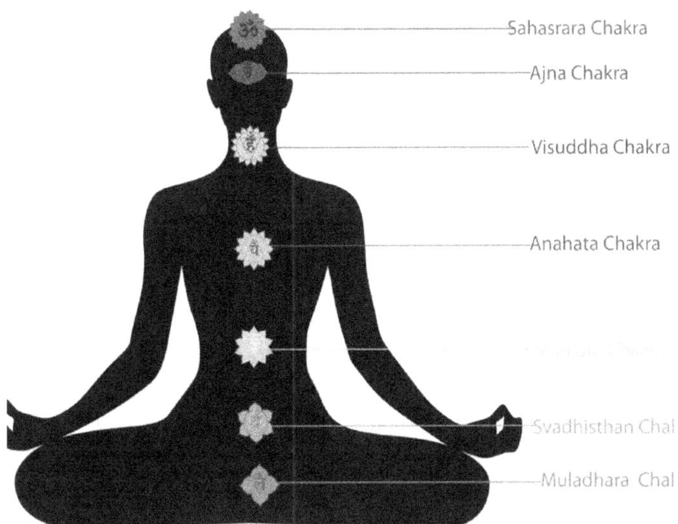

Prana, chakras e os principais nadis

Todos os planos de existência estão intimamente interconectados e o que acontece em um deles afeta os outros. A divisão tem um caráter pedagógico para tornar o conhecimento mais acessível ao aluno. Da mesma forma que um carro forma uma unidade em que cada uma de suas partes contribui para o funcionamento geral, essa unidade não impede o estudo e a distinção de suas partes separadamente.

As emoções e os pensamentos determinam seu estado vibracional e influenciam seu veículo etérico-físico e energético.

Mens sana in corpore sano, uma citação popular em latim das *Sátiras de Juvenal*, ilustra a enorme importância dos pensamentos e das emoções em sua saúde.

A medicina chinesa relaciona órgãos e emoções. Cada órgão representa uma emoção.

O pulmão é um órgão para onde converge toda a energia do corpo e sua característica emocional é o carisma. Uma pessoa cheia de energia é carismática, emite energia, o tórax é externo, a voz é clara, vigorosa e firme.

A emoção patológica do pulmão é a tristeza e a melancolia. Uma pessoa com problemas pulmonares tende a puxar os pulmões para dentro, sua voz é lenta e ela tende a suspirar. Suspirar é um mecanismo de autodefesa que avisa que você está com pouca energia.

Da mesma forma, o medo está relacionado aos rins, a raiva ao fígado, a impotência, a arrogância e a impaciência ao coração e a vergonha ao estômago.

Há emoções e pensamentos que deixam você doente e emoções e pensamentos que curam.

As pessoas se identificam com suas emoções e seus pensamentos, mas você não é nem suas emoções nem seus pensamentos.

Quando você se identifica com eles, perde a consciência de quem realmente é, perde seu centro de gravidade, deixa de ser inquebrável e se torna quebrável.

Quebrar é romper, separar. Ser quebrável é ser suscetível de ser quebrado, separado.

O que é quebrado aqui é a unidade do ser humano. O que é separado é a unidade formada por cada um de seus veículos dimensionais.

E essa separação gera todos os tipos de problemas físicos, psíquicos e espirituais.

Quando o ser humano perde seu centro de gravidade multidimensional, ele se esquece de quem é. Imagine um rádio com canais diferentes.

Imagine um rádio com diferentes canais. Você pode sintonizar um que toque música clássica. Ou pode sintonizar em um que transmite coplas e sevilhanas. Mas não importa o quanto você goste de um ou de outro, você não é o canal nem a música que é transmitida nele.

Enquanto mantiver seu equilíbrio ou centro de gravidade, você é seu próprio mestre para mudar o canal ou o tipo de música.

Quando você perde o centro de gravidade, o canal de música é sintonizado automaticamente e você não consegue mais mudar o canal ou a música à vontade porque esqueceu que o canal é algo estranho a você, que você pode escolher ouvir ou não.

Já imaginou não poder desligar um rádio e ser obrigado a ouvi-lo sem poder fazer nada?

As pessoas se identificam com seus pensamentos e emoções a ponto de serem possuídas por eles.

A literatura popular usa expressões como "ser possuído pela raiva ou pela luxúria", que ilustram perfeitamente o que acontece quando uma pessoa se confunde com suas emoções.

Estar consciente significa ser capaz de sentir emoções maravilhosas, mas nunca ser possuído por elas.

PENSAMENTO, EMOÇÕES E ALQUIMIA SEXUAL

Você deve aprender a ser dono de suas emoções e pensamentos.

Você deve ser capaz de transmutar alquimicamente emoções e pensamentos, voluntariamente, e vibrar no comprimento de onda desejado antes de se envolver em uma prática sexual.

Porque a energia sexual é um catalisador, um amplificador.

A energia sexual é neutra e é revestida com o grau vibracional ou a frequência dominante do momento.

Ou seja, a energia se moverá na direção definida pelo pensamento e pela emoção.

Se você estiver com raiva ou ressentido, a energia sexual amplificará essa vibração.

As mulheres conhecem intuitivamente esse princípio e é por isso que elas não querem fazer sexo quando estão com raiva do parceiro.

É natural que as mulheres conheçam esse princípio, pois elas são YIN por natureza e absorvem todos os tipos de energia, enquanto os homens, por serem YANG por natureza, não têm esse tipo de problema.

Portanto, antes de iniciar uma prática sexual, você deve vibrar a partir de um ponto central correspondente às emoções de cada órgão ou linha vibratória.

O hermetismo explica em seu segundo princípio, "Como em cima, assim embaixo, assim embaixo, assim em cima", a relação entre os diferentes planos vibracionais do indivíduo e como a ação em um dos planos age sobre os outros.

Por exemplo, quando você está com medo, essa vibração é expressa no físico por meio de uma posição corporal encolhida e falta de ar.

Da mesma forma, você pode atrair a vibração oposta, a coragem, quando sua linguagem corporal é a de uma pessoa que não tem medo.

Ao agir como uma pessoa que não tem medo, andar como uma pessoa que não tem medo, respirar como uma pessoa calma e corajosa, você acaba atraindo a vibração equivalente no plano emocional e mental.

Ninguém pode ficar triste se rir voluntariamente.

Isso não é fingimento, é alta magia

Quando alguém desperta a energia sexual, a kundalini, se não tiver limpado a casa antes, acontece que a poeira e a sujeira começam a se amplificar.

Os iogues estão cientes dos riscos envolvidos no despertar da kundalini sem antes purificar os planos internos do ser. O sexo atua como um agente catalisador da energia sexual, a kundalini.

O sexo atua como um agente catalisador que amplifica as vibrações dos planos internos do indivíduo, tanto as boas quanto as ruins.

Você vai trabalhar com energia sexual e isso tem seus riscos se não o fizer conscientemente.

Quando a excitação sexual começa, o esperma e os ovários são colocados para vibrar, produzindo bioeletricidade.

A alquimia espiritual consiste em enviar essa energia de volta para cima por meio dos canais Ida, Pingala e Shusuma na coluna vertebral, expandindo seu campo áurico e reconectando-se com o Cosmos.

Ao se reconectar com o Cosmos, você pode enviar e receber informações de e para ele. Você entra em sintonia com a Fonte Central, com Deus, com o Tao, com o Cósmico.

Essa energia sobe pela coluna vertebral e alimenta os diferentes centros de energia e, finalmente, chega ao cérebro. Ela também pode ser direcionada para outras partes do corpo ou para outros fins.

No caso dos homens, os testículos se tornam usinas nucleares com mais de 200 milhões de espermatozóides movendo suas caudas a 2.000 rotações por minuto, ansiosos para sair a toda velocidade. Movimento é energia.

Precisamos aprender a canalizar essa energia antes que ela saia.

Os homens devem controlar o fogo (energia yang).

O caso das mulheres (yin) é diferente.

A mulher é tântrica por natureza e foi projetada para sentir um grau de prazer que o homem só pode alcançar se entrar em ressonância com sua parceira sexual.

A mulher tem três portas de entrada: o clitóris, a zona G em expansão (não é um ponto) e o epicentro ou colo do útero, a entrada do útero.

Cada uma dessas zonas proporciona um tipo diferente de orgasmo. E, a partir de sua expansão, todo o corpo feminino pode se tornar um órgão sexual, algo difícil para um homem entender.

No caso feminino, a ejaculação não envolve perda de energia como nos homens. Mulheres, lembrem-se de beber água porque vocês podem ejacular muitas vezes.

A mulher perde energia toda vez que ocorre a menstruação.

No nível I do *Curso de Treinamento de Massagem Consciente*, fizemos a prática de criar e selar um círculo energético entre Yin-Yang na posição *Yab-yum*.

Nessa posição, a pessoa está sentada na posição de lótus, mas também pode estar sentada em uma cadeira.

A posição "pai-mãe" é uma das posições mais básicas do Tantra. Não há movimento e, ainda assim, a estimulação é incrível, o que permite a criação de um grande fluxo de energia para o casal.

O que é realmente importante é que a mulher esteja no controle. A mulher se senta sobre ele e, na penetração profunda, o Lingam está tocando o colo do útero, o epicentro, um dos três portões sobre os quais falei.

Nessa posição, não há movimentos amplos de fricção como no pornô. Esse tipo de fricção estimula muito o homem, mas não tanto a mulher.

A mulher, nessa posição, é estimulada a descer até que a cabeça do pênis toque o útero, enquanto gira os quadris para que o clitóris também seja estimulado, respirando em harmonia com seu parceiro.

Na posição *Yab-yum*, o homem e a mulher estão conectados. O pênis e a vagina, reflexologicamente falando, têm vários pontos comuns conectados. Eles são peças de um quebra-cabeça que se encaixam perfeitamente. Todos os órgãos estão conectados.

A mulher está no controle, ela assume o papel ativo nessa posição. Se ela aprendeu a ativar seu pulso uterino, poderá ativar o Lingam de seu parceiro, pois o homem sempre precisa de algum atrito para manter a ereção.

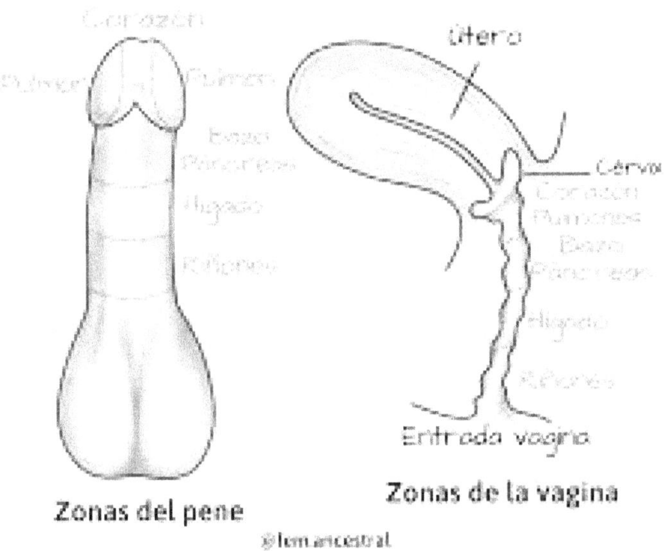

Reflexología Genital

É fundamental obter a vibração sexual correta. O sexo não deve ser praticado com restrições. A restrição leva a mulher a não sentir e o homem à ejaculação precoce.

Lembre-se: aja como se já estivesse vibrando no grau que deseja alcançar. Isso não é fingir, é aplicar um conhecimento profundo.

MÓDULO II
ENERGIA. PRANA E APANA

Energia é tudo o que existe. Portanto, para entender o que é Prana, é importante considerar nossa interação com o Universo e nossa existência nele.

Prana é energia, o Chi chinês ou o Ki japonês.

No momento da concepção, ocorre um evento energético e, à medida que você se torna um ser completo no útero, os processos energéticos se desenvolvem junto com o corpo. Processos físicos e biológicos que tomam forma à medida que seu corpo amadurece até o momento do nascimento. É essa energia vital que crescerá e o acompanhará por toda a vida até finalmente deixar seu corpo.

A estrutura e a intensidade da energia vital se adaptarão às suas experiências e às suas diferentes fases biológicas. Ela aumentará e fluirá se você praticar bons hábitos, se respirar corretamente, se fluir com suas emoções. E ela será prejudicada ou diminuída se você comer, respirar ou descansar mal, ou se suas emoções e pensamentos consumirem essa energia para fins inúteis ou tóxicos.

Energia universal

Como tudo é energia, a interação que temos com o mundo ao nosso redor também criará um circuito de incorporação de Prana. A ciência do controle da energia por meio da respiração, ou Pranayama, é um sistema científico desenvolvido para trazer conscientemente o Prana para o corpo e fazê-lo circular de forma harmoniosa.

Prana é a energia que envolve você e mantém o Universo funcionando. Essa energia entra no corpo pela boca, nariz e olhos, principalmente por meio dos alimentos, da respiração e do sol.

Prana é a energia que, como resultado da atividade molecular dos átomos que compõem o ar na atmosfera, entra em seu corpo por meio da respiração. Essa energia viaja por canais diferentes do ar. **O ar em si não é prana, mas a energia que ele contém sim.**

Agora, o prana ou chi está em toda parte, embora seja no ar que ele se concentra em maior quantidade.

Nós também o absorvemos por meio da água, dos alimentos e até mesmo das práticas sexuais.

O prana pode ser absorvido de todos os quatro elementos, separadamente ou em conjunto.

TERRA. Para receber essa energia, é necessário estar descalço, melhor em pé ou sentado. Visualize como os pés estão enraizados na terra, como se fossem raízes, e como eles absorvem essa energia.

ÁGUA: No mar ou em um rio, capturando sua energia.

AR: Pranayama usando as mãos.

FOGO - A técnica é chamada de Sungazing. Em essência, tudo é luz, fótons, ou seja, energia luminosa. A cenoura que você come é luz solar condensada. O mesmo acontece com o bife de vitela. Você não existiria se o sol não estivesse lá. O corpo humano tem a capacidade de absorver a energia solar, armazená-la e convertê-la em energia vital.

A técnica é simples, embora algumas precauções devam ser observadas. Observe o sol nos horários em que ele nasce ou se põe, nunca quando está acima de sua cabeça.

O processo Prana-Apana

Quando você respira ou come, ocorre um processo energético.

O metabolismo e a absorção de nutrientes geram outros processos energéticos e, no final, **do outro lado do processo, aparece a energia de purificação ou Apana.**

Prana, portanto, é toda a energia vital; a energia original em nós, a que incorporamos para nos manter vivos e a que é criada por todos os processos que ocorrem permanentemente no corpo. Os processos que ajudam a expulsar do corpo os elementos que sobraram após a ingestão de Prana são Apana, a energia que limpa.

O equilíbrio entre Prana e Apana ocorre quando a energia de ambos os processos cria uma circulação fluida, quando o que entra é equilibrado com o que é eliminado e quando a energia nutritiva consegue passar pelos principais canais de energia sem interrupção, circulando livremente.

A má alimentação, a má respiração, as emoções intensas ou descontroladas produzem interferências nesses processos, desequilibrando o processo Prana-Apana. O mau funcionamento dessas energias cria dificuldades ou deficiências no fluxo energético e também no impulso que busca o equilíbrio, produzindo intoxicações, males e doenças que, mantidos ao longo do tempo, tornam-se crônicos.

Se o Prana é fundamental para a vida, o Apana é a força energética que purifica e libera o espaço onde o Prana deve atuar. Portanto, **se o Apana não fluir, se não eliminarmos do corpo o que é excessivo e intoxicante, o espaço para o Prana atuar diminuirá e, com ele, a força vital.**

Há um provérbio chinês que ilustra esse conhecimento e que se resume na frase: *"para encher um copo, você deve primeiro esvaziá-lo".*

O esporte, a ioga e as artes marciais mobilizam o corpo físico, liberando os bloqueios de energia e visando permitir que o Prana e o Apana funcionem adequadamente.

O pranayama usa um dos principais canais de incorporação do prana, que é a inalação de ar. Todos os exercícios visam a manter os centros de energia ou chakras envolvidos em equilíbrio e os canais ou "nadis" limpos e ativos.

Ida e Pingala, dois canais que percorrem a parte frontal do corpo, do nariz ao períneo, e Shushumna, que é o canal principal que percorre toda a coluna vertebral, do sacro ao topo da cabeça, passando pelos sete chakras principais em seu caminho.

A meditação produz um efeito de desintoxicação energética que libera espaços poluídos para que o prana possa fluir. Ela também reduz o consumo de energia que deveria estar em outro lugar do corpo sutil. Todos os desequilíbrios nos chakras, por defeito ou excesso, criam desarmonização do corpo sutil, rompendo o equilíbrio Prana-Apana.

A prática diária de várias disciplinas, como Yoga, Pranayama e Meditação, ajuda o corpo a encontrar o equilíbrio de sua força vital e dos processos que levam a ela.

É importante comer alimentos de qualidade para o equilíbrio de Prana-Apana.

"Alimento" não é apenas o que comemos ou bebemos, mas também o ar e, mais ainda, o que vemos, ouvimos ou percebemos de todas as formas possíveis.

Lembre-se da classificação setenária e tente alimentar cada um de seus veículos de energia com alimentos de alta qualidade: as emoções e os pensamentos são decisivos.

Você sempre pode incorporar alimentos de melhor ou pior qualidade. **Seja qual for o ambiente em que passamos nossos dias, nosso ambiente de trabalho ou pessoal e as experiências que temos nele, influenciarão nossos equilíbrios e a direção que nossas energias internas podem tomar.**

O que lemos, o que assistimos e ouvimos na TV, livros ou jornais, as conversas que temos, o que vemos nas mídias sociais, a música que ouvimos etc. também influenciam nossos estados internos e processos energéticos.

E, é claro, os líquidos e sólidos que ingerimos e também o ar que inalamos influenciarão o fato de termos uma relação Prana-Apana melhor ou pior.

Não é a mesma coisa beber água pura de um riacho que corre sob o sol ou beber água engarrafada após vários processos químicos e físicos industriais.

Também não é a mesma coisa comer uma fruta fresca da árvore do que comer um alimento que foi jogado fora por meses, irradiado e congelado para que dure mais tempo antes de apodrecer. E inalar o ar fresco do campo, da praia ou das montanhas não é o mesmo que inalar o ar da cidade ou a fumaça do cigarro.

Os alimentos podem ser ingeridos, com ou sem Prana, como quando comemos alimentos frescos e carregados de energia, produtos recém-colhidos, produtos sazonais ou quando comemos produtos processados industrialmente ou conservados por muito tempo.

O ar pode ser respirado com ou sem Prana, como quando respiramos ar puro em locais não tóxicos, onde o ar é composto de suas moléculas e energia originais, ao contrário de quando respiramos ar em locais com ar-condicionado excessivo, sem os íons que lhe dão energia vital e cheio de elementos químicos estranhos.

O equilíbrio Prana-Apana tem a ver com a forma como gerenciamos nossa energia vital e o relacionamento que podemos estabelecer com o ambiente.

MULABANDHA

Quando a energia sexual começa a se elevar e atinge a cabeça, o que acontece no cérebro?

O centro do cérebro está conectado ao útero e à glândula da próstata. A contração e o relaxamento dos órgãos sexuais aumentam a circulação sanguínea e a produção de hormônios no cérebro.

A glândula pituitária, o hipotálamo e a glândula pineal são estimulados.

No meio, em um local que os taoístas chamam de "câmara de cristal", é onde toda a alquimia acontece: melatonina, pinolina, DMT.

A melatonina é um neuro-hormônio que influencia o funcionamento adequado do sistema imunológico e os ritmos saudáveis do sono, um momento crucial no qual o ser humano é carregado com energias cósmicas, nutrição de outros planos, que lhe permitem permanecer vivo e desenvolver suas funções neste plano físico.

A DMT ou dimetiltriptamina, conhecida como a molécula espiritual, o líquido sagrado, amrita, é liberada na fase de sono do movimento dos olhos. Algumas plantas, como a ayahuasca, também liberam essa substância.

Quando a secreção desses peptídeos neurais começa, um leve gosto metálico pode ser sentido no paladar.

Como fazer com que a energia sexual chegue ao cérebro?

Há um exercício muito básico, mas não menos poderoso, que consiste em inspirar, contraindo o períneo, e expirar, liberando-o. Você deve fazer isso como se quisesse ter uma relação sexual com o cérebro.

Você deve fazer isso como se quisesse inalar algo até o topo da cabeça.

A língua deve tocar o palato superior para fechar o circuito.

Com os olhos, você pode ajudar fazendo um movimento para cima.

Bandhas são um grupo de práticas realizadas pelos iogues e consistem em **contrações intencionais de determinados músculos com o objetivo de estimular, acumular ou direcionar energia.**

O Mulabandha, juntamente com o Uddiyana Bandha e o Jalandhara Bandha, é um dos três bandhas conhecidos.

No Gheranda Samhita (século 17 d.C.), você pode ler:

> *"Esse mülabandha remove a degeneração. Quem deseja atravessar o oceano da existência deve praticar este mudrā em segredo..."*

O Hatha Yoga Pradipika (XIV A.D.) diz:

> *"Com a prática constante de mülabandha... as secreções (de urina e excreta) são significativamente reduzidas e até mesmo os mais velhos são rejuvenescidos... ...o iogue deve sempre praticar mülabandha".*

O significado de Mula bandha em sânscrito é: ***"chave ou fechadura da energia raiz"***.

Essa chave está localizada nos órgãos sexuais e é estimulada pela **contração dos órgãos sexuais, do umbigo e do reto.**

Esse movimento consiste em três partes. Primeiro, o esfíncter anal é contraído, depois os órgãos sexuais e, por fim, os músculos abdominais inferiores e o umbigo em direção à coluna vertebral.

Esse bandha ou "chave" é aplicado na expiração ou durante a inspiração, dependendo dos objetivos.

Conhecido no mundo pré-natal como exercícios de *"Kegel"*, o Mula Bandha às vezes é ensinado simplesmente como uma técnica em que simplesmente "contraímos o assoalho pélvico".

Há uma sensação de baixo para cima. Ela equilibra e estimula as energias envolvidas no umbigo, no reto e nos órgãos sexuais, redirecionando o excesso de energia sexual para a energia criativa.

Mula bandha possibilita diferentes funções. A principal delas é a **harmonização de Prana (energia vital) e Apana (energia de eliminação)** que se unem no ponto do umbigo (centro de energia três dedos abaixo do umbigo físico) Manipura chakra ou Hara japonês.

Mula Bandha não é um conceito anatômico, mas um conceito energético no mundo do Yoga. É uma maneira de "fechar" o fluxo de energia que desce no corpo, chamado "Apana", e ajudá-lo a reverter seu caminho e subir.

O Mulabandha inverte a direção da energia Apana, que normalmente é descendente no primeiro chakra.

O Apana encontra o fluxo descendente do Prana no ponto do umbigo. Quando eles colidem, cria-se um calor interno que abre a entrada para Sushumna, que é o canal central de energia na coluna vertebral.

O Mulabandha inverte a direção da energia sexual. A energia que vai para baixo e para fora é direcionada para dentro e para cima.

Com essa técnica, tentamos despertar a energia Kundalini no corpo.

O Mulabandha inicia o processo de transformação do denso para o sutil.

Os três bandhas, incluindo o Mulabandha, são muito importantes na prática da ioga Kundalini, porque nessa prática de ioga tentamos despertar e manipular nossa própria energia e enviá-la para onde quisermos.

Esses fechamentos energéticos impedem que a energia gerada e mobilizada seja perdida e dissipada. Eles canalizam essa energia e a distribuem, ativando e desbloqueando nossos sistemas e chakras.

Eles a direcionam pelo canal central nas costas e a levam até o topo da cabeça. Eles também são importantes durante os exercícios de Pranayama.

Como isso é feito na prática?

Basicamente, consiste em contrair o músculo pubococcígeo e o ânus.

O MULA BANDHA, na VERSÃO FEMININA, consiste em REFORÇAR e CONCENTRAR os MÚSCULOS ADJACENTES AO PESCOÇO DO UTERINO.

Os homens que realizam o **MULA BANDHA** fazem o mesmo, mas **FOCANDO** no **MÚSCULO PERINEAL QUE SE ENCONTRA NA FRENTE DO ÂNUS e ATRÁS DOS GENITAIS.**

Ele inclui três práticas de ioga:

Ashwini mudra. Concentração nos músculos da região anal: o músculo do esfíncter externo e do ânus, o músculo elevador do ânus (pubococcígeo, iliococcígeo etc.).

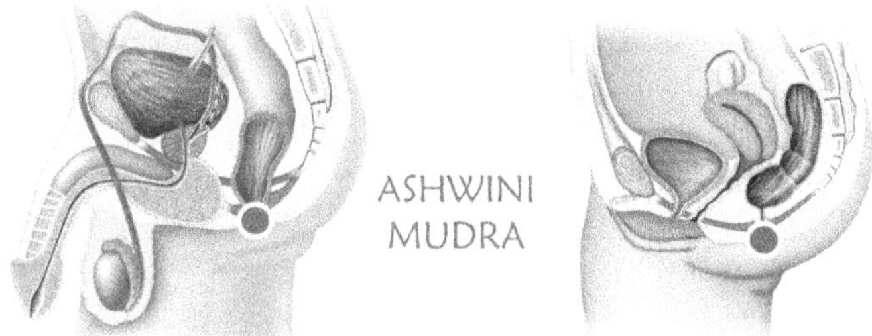

Mula bandha. Concentração na área entre o ânus e o escroto, no caso dos homens, e na área perineal e no colo do útero, no caso das mulheres.

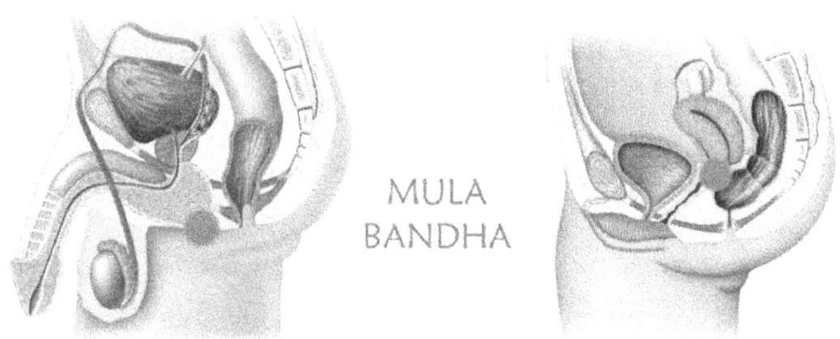

Vajroli mudra. Concentração nos músculos da área urogenital: transverso perineal superficial e profundo, músculo isquicavernoso, bulbocavernoso e esfíncter uretral.

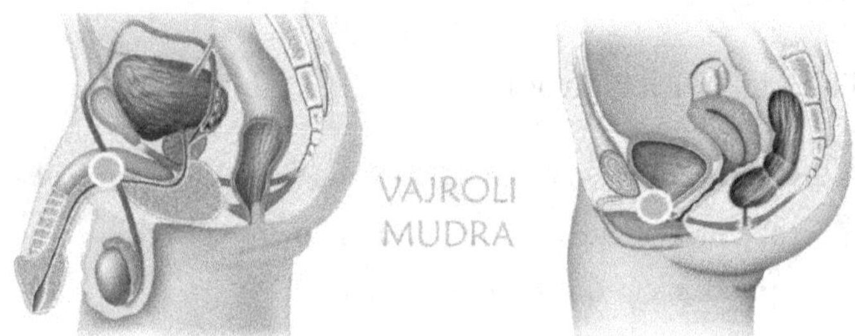

A maneira mais fácil é realizar vários ciclos com as seguintes partes:

1. Ashwini mudra primeiro.

Tente contrair e absorver os músculos do esfíncter anal para cima, depois relaxe-os e repita várias vezes.

Esses músculos geralmente são os mais fáceis de localizar.

2. Em seguida, tente o Vajroli Mudra.

Force os músculos da área urogenital, puxando-os para cima, depois relaxe e repita várias vezes.

Aqui você pode recorrer a um método amplamente recomendado.

Para sentir os músculos da uretra se movimentarem durante a micção, pare e retome o fluxo de urina.

Não se empolgue muito.

Tente várias vezes no banheiro e depois pratique em um tapete com a bexiga vazia, imaginando o processo.

3. E o mais difícil. O Mula-bandha.

Os homens contraem e absorvem para cima a área entre o ânus e o escroto.

As mulheres, a parte superior da vagina e o colo do útero.

Para começar, aconselho que você se deite com as pernas dobradas.

Na versão masculina, recomenda-se primeiro localizar a área de impacto pressionando-a com o dedo.

Para as mulheres, insira um dedo na vagina para sentir melhor não apenas a compressão dos músculos perineais, mas também os músculos vaginais adjacentes ao colo do útero.

O OVO YONI

Existe um antigo **método taoista**, o ovo Yoni feito de jade, quartzo, obsidiana ou outros materiais, uma técnica para que as mulheres tenham controle total sobre seus órgãos sexuais e que funciona, até certo ponto, com alguns aspectos do Mula Bandha, embora seu objetivo seja fortalecer e conscientizar o assoalho pélvico e os músculos da área sexual.

Ao contrário do que muitas pessoas pensam, **o ovo de jade não se destina a gerar prazer, mas a tonificar o assoalho pélvico e, assim, melhorar sua vida sexual.**

O assoalho pélvico é formado por uma rede de músculos, superfície dérmica, corpos eréteis, ligamentos, nervos, vasos sanguíneos e orifícios.

Nas mulheres, o assoalho pélvico é atravessado por três orifícios: uretra, vagina e ânus. Nos homens, ele é atravessado por dois.

Há vários músculos, não apenas um, embora os mais conhecidos sejam o PC (pubococcígeo) e o PR (puborretal).

Ao contrário do Mulabandha (em que a estimulação é feita sem nenhum objeto), aqui você precisa inserir uma pedra de jade na vagina, à qual é amarrada uma corda de náilon com outro peso na extremidade. Em seguida, você contrai e controla os músculos pélvicos com a ajuda do peso, enquanto abre as pernas e se balança. O efeito de pêndulo é então obtido.

No início, entretanto, é melhor usar o Yoni Egg na posição de decúbito dorsal ou deitado. Depois de dominar o movimento de contração e relaxamento dos músculos do assoalho pélvico com os exercícios de Kegel, você poderá passar para a posição vertical.

Para identificar os músculos que precisam ser trabalhados, insira um dedo na vagina e aperte-o. Se você for homem, é melhor contrair os músculos do assoalho pélvico. Se você for homem, é o mesmo músculo que você usa para parar de urinar quando está urinando.

O jade é um material que transmite serenidade, equilíbrio e calma interior.

Há ovos de diferentes tamanhos, dependendo do que você deseja trabalhar, e você deve começar do menor para o maior.

Ele é introduzido pela parte mais larga, de forma muito suave.

Entre os benefícios de sua prática, estão

- Melhoria da circulação sanguínea na área

- Aumento da sensibilidade e do prazer

- Tonificação da estrutura muscular

- Prevenção e melhora dos sintomas de incontinência (muitas mulheres usam absorventes, mas isso enfraquece a capacidade de evitar vazamentos).

- Aumento da consciência genital. Os homens geralmente têm maior consciência da área genital, simplesmente pelo fato de se tocarem diariamente com a mão ao urinar.

- Promove a lubrificação

Tanto na iniciação ao ovo de jade quanto no mulabandha, é bom estar acompanhado por alguém para orientá-lo e conscientizá-lo do processo.

Às vezes, há receio de inserir objetos, mas a realidade é que a prática é muito segura e o maior medo das mulheres é que o óvulo possa se perder lá dentro, algo impossível, mas no início é colocado um fio para removê-lo.

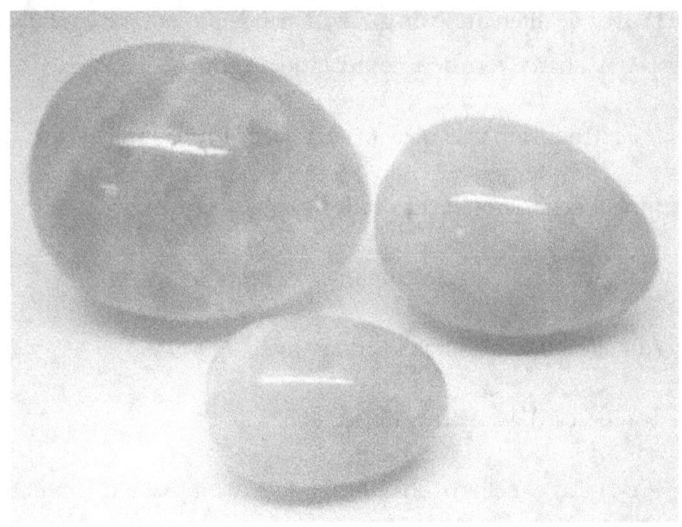

SESSÃO DE CHI-KUNG SEXUAL

Se você praticar habitualmente essa sessão de Chi-Kung Sexual, verá um aumento em seus níveis de vigor, harmonia e prazer em sua vida íntima.

E como, por um processo quântico, a sexualidade está ligada a outros campos da sua existência, esse benefício também se estenderá a setores como a economia, a situação no trabalho, os negócios etc.

Esses exercícios podem ser feitos com ou sem roupa.

PRIMEIRO - SALUTAÇÃO AO SOL se você fizer isso ao ar livre. De frente para o sol, você se sintoniza mentalmente com ele.

Em seguida, inicie um processo de respiração pelo qual, ao inspirar, você visualiza como a energia solar penetra em você por meio de suas mãos, olhos e pele. Ao expirar, você se visualiza luminoso.

SEGUNDO - DUCHA SOLAR. Visualize como você absorve a energia solar por meio das palmas das mãos, ao inspirar, e depois derrama essa mesma energia por meio das mãos na forma de uma ducha sobre o corpo.

TERCEIRO - MULABANDHA. O poder do períneo. Em pé, com os pés juntos, a pélvis para frente e os ombros para trás. Uma posição perfeita que lhe permite contrair suavemente os músculos e fortalecer o períneo.

No início, contraímos e relaxamos os músculos retos enquanto fazemos um pequeno movimento para frente. Aos poucos, você vai distinguir e isolar os diferentes músculos do períneo.

Você também pode abrir as pernas e fazer o mesmo. 100 vezes.

QUARTO - AGITE SEU CORPO e faça-o saltar. Parece bobagem, mas é um dos fundamentos do processo. Se você não se mover, a energia não se moverá. Com os pés afastados na largura dos ombros, chacoalhe o corpo por 3 minutos.

Correr 20 minutos por dia é visto como normal e saudável, embora nem sempre tenha sido assim. Entretanto, chacoalhar o corpo e pular por 20 minutos produz efeitos semelhantes em muitos casos, sem os efeitos negativos sobre as articulações.

QUINTO - MASSAGEM PSÍQUICA COM ENER-GIA SOLAR RADIANTE DE FELICIDADE. Massagem psíquica com energia solar. A energia vai para onde a mente e o pensamento vão. O Chi vai para a área onde você leva a energia sorridente ou massageia ou expulsa as tensões.

SEXTO - REFLEXOLOGIA NOS OVÁRIOS E TESTÍCULOS enquanto você sacode o corpo. Testículos masculinos. Ovários femininos.

SÉTIMO - SHIATSU DE ACU-TAPING com batidas no abdômen e no hara para despertar a energia.

- Bater nos rins

- Toque nos pulmões

- Toque no coração

- Toque na cabeça

- Bater nos braços e nas pernas.

- Balance os braços batendo no abdômen e na parte inferior das costas com o antebraço. A porta da vida

OITAVA: Pare de sacudir o corpo, infle o abdômen e expulse o máximo de ar possível, usando os dedos.

SEXO YOGA

Não exercitar sua vagina a torna menos feminina. A tradição tântrico-taoista tem exercícios de ioga para sua Yoni.

O termo sânscrito Yoni significa "útero", "vagina", "vulva" ou "ventre" (no sentido de "fonte de vida").

Elas são uma série de movimentos que promovem a saúde e o bem-estar dos órgãos sexuais e reprodutivos femininos. Em essência, são uma massagem profunda e suave para seus órgãos reprodutivos.

Aqui estão alguns motivos pelos quais você deve praticar Yoni-yoga

1 ALIVIA A DOR DURANTE A MENSTRUAÇÃO DO-LOROSA.

A prática de Yoni-yoga pode ajudar a aliviar a dor e o desconforto associados aos períodos menstruais.

E muitas mulheres relatam que, com a prática de yoni-yoga, suas menstruações são mais curtas e menos incômodas.

É importante observar que esse tipo de ginástica aplicada aos órgãos reprodutivos não é recomendado durante a menstruação, pois aumenta o fluxo de sangue para a região pélvica, portanto, é aconselhável descansar e retomar a prática quando o sangramento tiver cessado.

2 AUMENTA E ESTABILIZA O FLUXO DE PRANA NA ÁREA PÉLVICA.

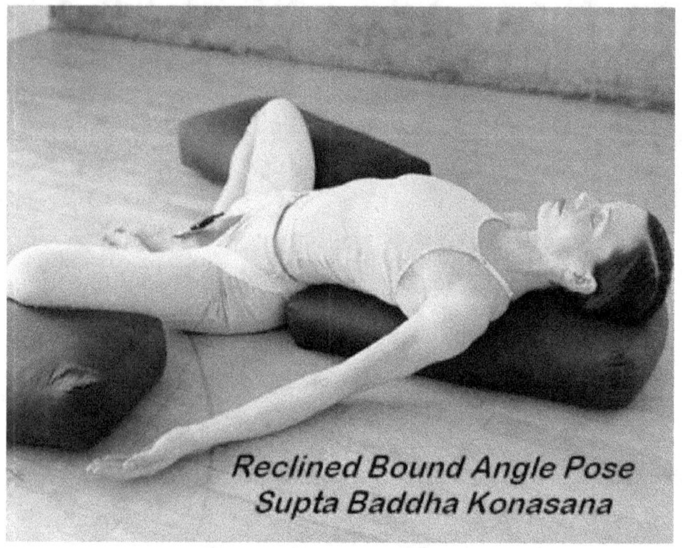

Supta Baddha Konasana

Como base física da alma feminina, a energia não deve ficar estagnada na área uterina, mas deve fluir sem inibição, tanto na própria área quanto em outras partes do corpo.

Uma das maneiras antigas de a energia feminina fluir e não estagnar no útero é a posição de ioga chamada **Supta Baddha Konasana.**

Essa posição estimula os ovários (próstata nos homens), a bexiga e os rins, harmonizando a menstruação e a menopausa, bem como algumas depressões que têm sua origem na estagnação da energia na área genital.

A prática desse tipo de ioga melhora a circulação sanguínea e prânica nos órgãos reprodutivos, o que naturalmente estimula a libido e o desejo sexual da mulher.

3 MELHORA A FERTILIDADE.

Há testemunhos de mulheres que dizem ter resolvido seus problemas de fertilidade com a prática da yoga Yoni.

A posição iogue da **Ponte** ou **Setu Bandha Sarvangasana** é uma dádiva da sabedoria oriental para promover sua fertilidade, bem como para o alívio de distúrbios menstruais, depressão e insônia.

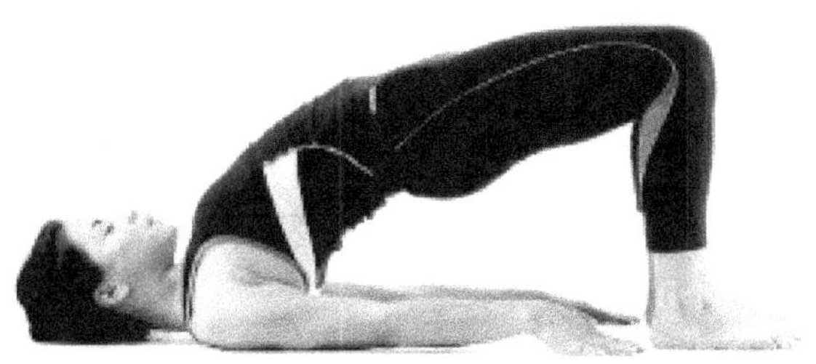

Setu Bandha Sarvangasana

4 FORTALECE SEUS MÚSCULOS PÉLVICOS E PRO-MOVE ORGASMOS MAIS INTENSOS.

Os músculos pélvicos estão diretamente envolvidos no parto e no orgasmo. Quanto mais fortes eles forem, melhores serão seus orgasmos.

Para isso, você pode usar a posição da **guirlanda** ou **malasana**.

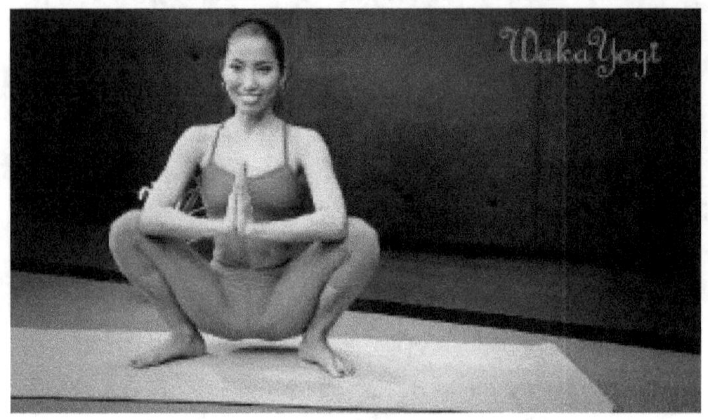

Malasana

Outra maneira simples de fortalecer o assoalho pélvico é o uso de ovos Yoni, como já discutimos.

5 CURA SEU ÚTERO.

Esse tipo de ioga estimula a produção e o equilíbrio hormonal, o que pode aliviar o desconforto e melhorar a saúde e o incômodo em casos como fibrose uterina, miomas uterinos, endometriose, prolapso uterino, entre outros. Consulte sempre seu médico.

6 CURE SUAS EMOÇÕES E TRANSFORME A DOR EM PRAZER.

As mulheres acumulam dor emocional em seu útero, portanto, situações emocionais não curadas do passado influenciam diretamente os tecidos e a saúde de seus órgãos sexuais.

Por esse motivo, procure sempre estar ciente da origem de suas emoções em seus relacionamentos. Entenda-as, desligue-se delas o máximo possível e não acumule ressentimentos.

Da mesma forma, por um processo de sincronicidade, quando você concentra sua atenção na zona uterina e sexual de forma amorosa, com essa ioga, você abre a porta para a cura de emoções como o autoperdão, a autoestima e a cura de cicatrizes emocionais do passado.

Todos esses são bons motivos para começar a dar atenção à sua área sexual com esses tipos de exercícios executados de maneira muito gentil e amorosa. Além disso, os benefícios físicos, emocionais, mentais e espirituais permitirão que você se sintonize com seu poder feminino natural em um nível mais profundo.

Pratique a ioga uterina como parte de sua vida de um ponto de vista holístico e permita que ela a aproxime da saúde e do bem-estar que você merece. Lembre-se de que você faz o que merece. Tenha bom ânimo.

MÓDULO III

DIFERENTES TIPOS DE ORGASMOS FEMININOS

- **Orgasmo clitoriano**: Não é o mais importante, mas é o mais comum.

- É o único orgasmo que a mulher pode atingir estimulando áreas fora da vagina.

- O clitóris é essa pequena bola de terminações nervosas, localizada na parte superior, onde os lábios internos se encontram. Às vezes, há uma pequena quantidade de pele que o cobre. Se você puxá-lo para cima, descobrirá uma pequena ervilha que cresce quando você o estimula.

- Ela também cresce quando a mulher aumenta a testosterona. Afinal, trata-se de um pênis pequeno. As mulheres fisiculturistas geralmente têm um clitóris maior.

- Quando uma mulher se masturba, ela acaricia seu clitóris, seja em círculos ou para cima e para baixo.

- Algumas mulheres precisam de mais pressão e outras de uma pressão mais suave.

- Cada mulher tem suas próprias técnicas e, se você quiser saber do que sua parceira gosta, basta perguntar a ela e se comunicar com ela.

- Portanto, você pode atingir o orgasmo estimulando o clitóris com as mãos, mas também pode usar brinquedos sexuais.

- Obviamente, há a estimulação com a língua, mas é importante observar que a maioria das mulheres terá dificuldade em atingir o orgasmo, pois a língua não exerce a pressão a que estão acostumadas com os dedos quando se masturbam. E, principalmente, as mulheres que se masturbam com frequência criaram um padrão que não pode ser reproduzido exatamente com a língua e, se não for igual ou semelhante, é difícil para elas chegarem ao orgasmo.

- Outro aspecto que influencia negativamente a capacidade das mulheres de atingir o orgasmo por meio da estimulação oral é que a grande maioria das mulheres é insegura em relação à aparência de seus corpos e vaginas, portanto, quando um homem que não é seu parceiro habitual desce até a área, muitas pensarão que ela pode estar suja, malcheirosa ou feia e que não é do seu agrado. Quando todas essas coisas estão se acumulando na sua cabeça, é muito difícil relaxar e chegar ao orgasmo.

- Como homem, seria o momento de dizer algo agradável sobre a vagina dela. Algo como "como ela é bonita" ou "como ela é rica ou deliciosa".

- Você também pode ter um orgasmo clitoriano durante a penetração, desde que esfregue a parte superior do clitóris. Isso pode ser obtido na posição de missionário, mas principalmente quando a mulher está por cima.

- Outra maneira é quando a garota é penetrada por trás, ela estimula manualmente o clitóris e pode atingir o orgasmo enquanto é estimulada internamente, o que geralmente é muito satisfatório.

- Dentro da vagina há diferentes áreas com terminações nervosas muito sensíveis. Parece até que podem ser terminações internas do clitóris.

- **Zona G**: fica bem perto da entrada da vagina. Alguns centímetros na direção do estômago, para cima.

- Se quiser estimulá-la com os dedos, faça o movimento de puxar, como você pode ver aqui.

- Também é possível estimular essa área com o Lingam, o que é uma vantagem se você tiver um pênis ligeiramente curvado para cima.

- Ela também pode ser estimulada com um vibrador, mas isso tem suas dificuldades.

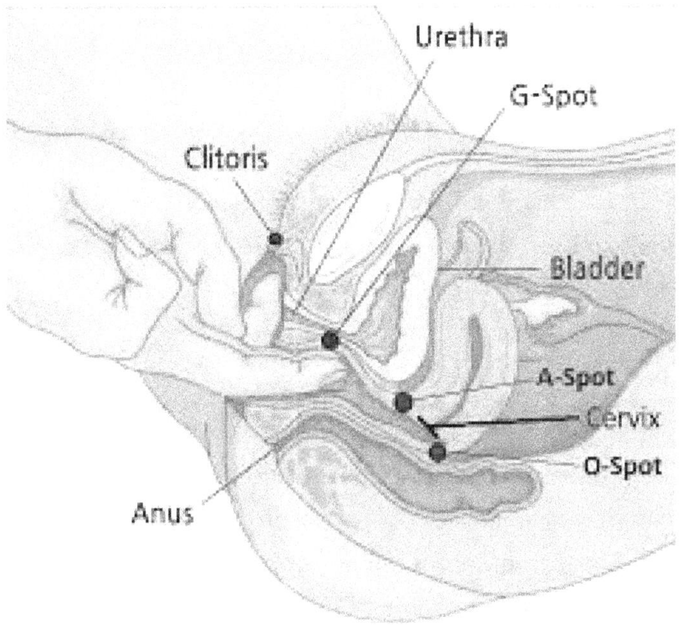

- **A zona A** está localizada no colo do útero ou na entrada do útero.

- Para estimular essa zona, o homem precisa de um Lingam de um determinado comprimento.

- O Lingam deve atingir a área. No início, geralmente é doloroso para a mulher, mas se ela relaxar, a dor se transforma em prazer.

- Todos são tipos diferentes de orgasmos e causam sensações diferentes. Muitas mulheres dizem que na zona G a sensação é de ter de fazer xixi ou de estar se arrastando por causa de uma picada de mosquito. Na zona A, é uma mistura de prazer e dor.

- **O orgasmo na zona G é libertador e, na entrada do colo do útero, é mais profundo, como se algo estivesse penetrando**

na alma. E realmente é assim. É como se o homem estivesse penetrando o coração e a cabeça.

- Ambos os orgasmos são muito prazerosos, mas diferentes.

- Uma mulher pode ter muitos orgasmos acorrentados, não há limite, mas também é possível atingir o **orgasmo de corpo inteiro.**

- Isso significa que a sensação de orgasmo localizada em uma área se espalha por todo o corpo, a pele fica extremamente sensível.

- Esse tipo de orgasmo é alcançado por meio de certas drogas, mas também por meio de práticas tântricas, sabendo como respirar adequadamente, os bandhas e permanecendo na presença da consciência.

- Nesses orgasmos, aprendemos a movimentar a energia sexual tanto no corpo físico quanto em outros corpos energéticos.

A ZONA G E O COLO DO ÚTERO

- As mulheres têm a capacidade de ejacular e uma quantidade muito maior de fluido do que qualquer homem.

- A mulher, quando atinge o orgasmo, ejacula diferentes fluidos. Três tipos diferentes de fluidos estão envolvidos nos orgasmos femininos.

- O primeiro é a lubrificação sentida durante a excitação, o segundo são os fluidos emitidos durante um orgasmo normal e o terceiro são os fluidos de uma ejaculação feminina, que muitas mulheres nunca sentiram.

- Essa ejaculação, que pode ser muito abundante, produz um fluido muito semelhante ao fluido seminal. Descobriu-se que não se trata de urina, embora muitas mulheres que tiveram essa ejaculação digam que ficaram constrangidas e confusas, pois tinham certeza de que haviam urinado.

- Até o momento, não foi descoberto onde esse fluido é produzido ou armazenado.

- Se uma mulher não ejacula, é porque há bloqueios ou posições corporais que a impedem de fazê-lo.

- Há uma série de diretrizes que lhe permitirão, por meio da prática solitária, **ativar o pulso uterino**.

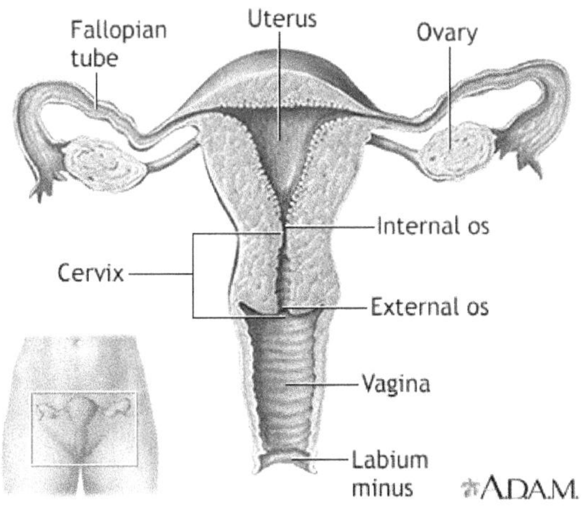

- O útero está naturalmente em vibração, e cada mulher tem sua própria vibração particular, sua própria impressão digital, seu próprio pulso uterino.

- Essas informações pertencem aos **mistérios da tradição hermética**, mas há muitos rituais que as preservam e que ativam o pulso uterino desde a mais tenra idade.

- Pular corda. Pular, rir e tossir ativam a zona.

- **Depois de aprender a inspirar e fechar a vagina, expirar e empurrar, e internalizar isso como um gesto fluido e relaxado na prática**, você terá a chave para os orgasmos e a ejaculação sem depender dos movimentos externos de seus parceiros para chegar lá.

- Há três tipos de fibras musculares no útero: fibras longitudinais, fibras circulares e fibras espirais.

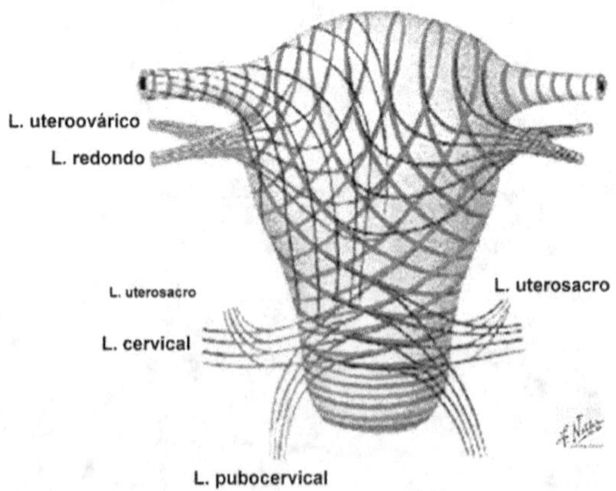

- As **fibras espirais** servem para levar sangue aos músculos do útero e alimentar o restante.

- As **fibras longitudinais** são aquelas que você pode direcionar conscientemente ao inspirar e fechar a vagina e expirar e empurrar.

- E as **fibras circulares**, que são as que circundam a abertura do colo do útero, a entrada do canal vaginal. São elas que protegeriam o bebê em caso de gravidez, em caso de susto, em caso de perigo, o sistema simpático faz com que elas se contraiam e fechem o útero para protegê-lo.

- Essas fibras musculares são controladas pelo sistema simpático, não pela consciência. E acontece que, em um momento de estresse ou medo, elas não podem ser controladas conscientemente e se fecham. Porque, em uma situação de estresse, o corpo interpreta que há perigo e que não é o momento certo para dar à luz.

- Portanto, **há uma conexão direta entre o fenômeno da ejaculação e o parto.**

- Portanto, se você não confia na sua parceira, ela está lhe causando ansiedade, essas fibras se fecham e o corpo fica tenso para dentro, não importa quanto estímulo a parceira faça. É muito difícil ejacular.

- A ejaculação vem do relaxamento total. Se seu corpo ficar tenso, será muito difícil ejacular. A ejaculação vem de uma postura de relaxamento total.

- Ou seja, suas pernas devem estar abertas, com os pés juntos, relaxados e abertos para os lados.

- Se você sentir suas pernas se fechando reflexivamente a qualquer momento, então você está tenso e não relaxado.

- Se sentir algo desconfortável, é porque **nessa área do ponto G há um código energético que está guardando códigos de memórias não apenas desta vida, mas também de vidas anteriores.**

- A ejaculação feminina é uma espécie de ducha interna que nos permite limpar essas memórias.

- A ejaculação feminina é um processo que permite que esse canal se abra, seja limpo para receber a vida que você pode gerar em seu útero.

- Há uma ligação direta entre a ejaculação feminina e o momento do parto.

- Ninguém precisa ficar traumatizado se você deu à luz em condições difíceis e não dessa forma, mas saiba que há uma maneira de se treinar para esse momento, que é por meio da ejaculação feminina.

- **Aprender a ejacular facilitará o processo de nascimento**.

- Quem gostaria de ter um parto com orgasmos?

- No momento do trabalho de parto, quando as contrações começam (elas não são dolorosas no início), elas aumentam em intensidade e dor.

- Uma contração é dolorosa por vários motivos, mas 80% dela se deve ao choque físico do bebê querendo sair contra algo que está se fechando. O corpo feminino quer fazer força, mas descobre que o colo do útero está fechado e isso gera um impacto.

- O que aconteceria se, em vez de dar à luz cercada por médicos, com todo o estresse que isso produz, você desse à luz em casa, acompanhada por seu parceiro, com uma parteira sentada no canto da sala apenas observando, caso fosse necessário intervir, porque o parto é algo natural e todas as mulheres guardam essa memória para dar à luz sem ajuda.

- O que acontece é que o medo faz com que o colo do útero se feche e ocorram contrações dolorosas.

- Qual seria a maneira de transformar as contrações dolorosas em prazerosas?

- Quando as contrações começarem, faça um ritual de fazer amor com seu parceiro ou com vocês mesmos, ou seja, estimulem-se e provoquem uma pequena ejaculação. E no momento em que a contração chegar e você sentir como seu corpo empurra, permita-se ejacular um pouco.

- Isso geraria um hormônio chamado **oxitocina**, que é exatamente o que os médicos injetam por via intravenosa durante o trabalho de parto quando você está sob tensão há muitas horas e não o produz.

- A oxitocina é produzida por um abraço, um beijo, uma carícia ou um orgasmo.

- A palavra oxitocina, derivada do grego oxys (rápido) e tokos (parto), foi cunhada há mais de um século pelo neurofisiologista Henry Hallet Dale.

- Desde então, seu papel no desencadeamento e na manutenção das contrações do parto, bem como na dilatação do colo do útero, é conhecido. Pela síntese desse hormônio, Vincent du Vigneaud recebeu o Prêmio Nobel de Medicina em 1955 e, desde então, a ocitocina sintética altamente purificada está disponível em obstetrícia.

- Às vezes, ela **é chamada de "hormônio do amor"**, pois se descobriu que é um hormônio de ligação em humanos e outros mamíferos e que desempenha um papel fundamental na sensualidade, afetividade e sexualidade.

- Os bebês abandonados em um orfanato, se não forem tocados e não produzirem oxitocina, decidem parar de comer porque não querem viver sem ela.

- **No momento do nascimento, a oxitocina é de importância vital. É ela que fará com que o colo do útero relaxe e se abra.**

- E como a mulher está em uma situação de medo e estresse, isso não acontece. Depois de algumas horas, a enfermeira vem com uma injeção de ocitocina sintética que fará com que o colo do útero se abra.

- E ele será forçado a se abrir com espasmos de dor porque, na realidade, ele está com medo e está sendo forçado a se abrir pela ocitocina sintética.

- Todas essas informações foram ocultadas da sociedade, embora uma minoria de iniciados sempre tenha tido conhecimento delas. O motivo da ocultação é que é mais fácil dominar uma sociedade que nasceu sob a dor, o medo, a vergonha e a culpa desde o início.

- É mais fácil dominar um indivíduo que, no primeiro momento em que veio a este mundo, teve de passar por aquela porta sentindo todo o medo, a dor e a vergonha de sua mãe.

- Portanto, conhecer essa técnica e se abrir para o processo de ejaculação e as mulheres começarem a dar à luz com orgasmos seria um gatilho que começaria a trazer seres com um tipo diferente de vibração para o planeta.

- Quando um homem estimula várias zonas internas de uma mulher, ele está despertando muitas memórias. Podem surgir sensações incômodas e estranhas.

- Algumas mulheres às vezes sentem que são estimuladas na zona G e ficam com raiva sem motivo.

- Outras vezes, quando são estimuladas na zona G, elas se sentem constrangidas porque acham que vão urinar e suas pernas tendem a se fechar para evitar isso.

- Há cinco emoções básicas que podem aparecer quando se toca nessas memórias, no processo de abertura para a ejaculação feminina:

1. Tristeza

2. Medo

3. Raiva

4. Impaciência

5. Vergonha

- **Existem técnicas alquímicas** para transformar a tristeza em alegria por meio de uma forma de respiração.

- Quando você está triste, também adota uma postura corporal, encolhendo os ombros e achatando os pulmões.

- Respire profundamente e expanda o tórax e os pulmões para a frente. É possível ficar triste assim?

- Não, porque os pulmões estão abertos

- O medo o deixa frio e faz com que você queira se proteger. Ele o faz tremer e você também respira de uma forma especial.

- A raiva também faz com que você respire de uma forma e se transforme em uma bufada muito especial.

CONTROLE DA EJACULAÇÃO

Ejacular muito rápido não é sexy...

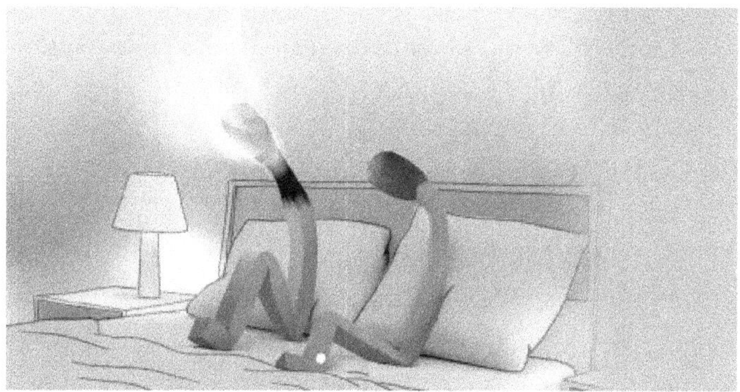

A grande maioria dos homens ejacula em uma média de cerca de 5 minutos após o início da penetração. Alguns até ejaculam mais rápido do que isso. E, como é de se esperar, as mulheres não ficam muito felizes com isso.

Quando procuram soluções, elas recebem todo tipo de conselho. Mas os resultados geralmente não são muito consistentes e satisfatórios.

Aqui vou propor alguns passos simples que podem ajudá-lo.

1) TOME CONSCIÊNCIA.

A primeira coisa é tomar consciência de que ejacular muito rápido não é o que você precisa.

Para essa mudança vital, que será a base para as seguintes, é necessário que você internalize e se conscientize do quanto isso afeta seu relacionamento, sua confiança, seu bem-estar e até mesmo sua vida profissional. Tire alguns dias e vá para as montanhas com o único propósito de concentrar suas energias nesse aspecto.

Quando perceber que o controle da ejaculação pode transformar sua vida, você estará pronto para fazer a mudança.

2º) COMPROMETA-SE CONSIGO MESMO.

Você começará a ver os resultados a partir do momento em que se comprometer consigo mesmo a tomar as medidas certas, com tempo e esforço, para controlar sua ejaculação.

Você pode até mesmo criar um pequeno ritual para fazer isso, como escrever em um pedaço de papel aquilo com que está se comprometendo.

Em seguida, você pode assiná-lo com a intenção expressa de cumpri-lo, sabendo que, se não o fizer, estará violando o contrato consigo mesmo. Leia-o todas as noites e, se possível, toda vez que for fazer sexo.

3º) ESTEJA CIENTE DE SUAS SENSAÇÕES SEXUAIS.

Se entendermos que quando você atinge a ejaculação é 100% de excitação, então você deve definir seu ponto de não retorno em torno de 80%.

Quando chegar a esse ponto de excitação, isso desencadeará uma resposta ejaculatória ou um reflexo automático, portanto, você precisa aprender a reconhecer essa linha divisória sem retorno e não cruzá-la até que realmente queira ejacular.

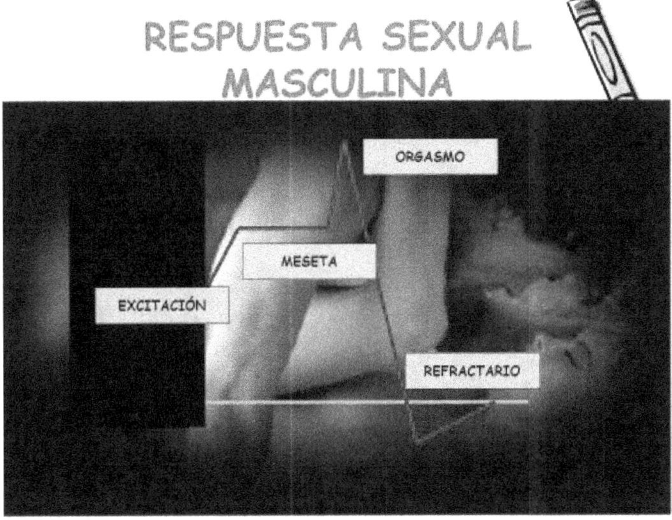

Portanto, convido-o a, durante a masturbação, primeiro explorar a si mesmo e aprender a reconhecer onde está em sua excitação. Fique em torno de 50-70% e aprenda a aumentar e diminuir sua excitação conscientemente.

4) APRENDA A PARAR.

Quando perceber que está se aproximando do ponto de não retorno, diminua o ritmo dos movimentos ou até mesmo os abandone, para retomá-los ou aumentar a cadência rítmica quando perceber que o nível de excitação caiu. Essa fase do trabalho é essencial, treinar a si mesmo é algo que a maioria das pessoas negligencia e até considera humilhante.

Bem, se você pensa assim, está enganado. Ninguém jamais aprendeu a dirigir um carro de Fórmula 1 sem antes passar pelo treinamento mais básico e conhecer as regras mais elementares de direção.

Então, quando você estiver no controle da sua resposta ejaculatória durante a masturbação, poderá passar a fazer a mesma coisa quando a sua parceira estiver masturbando você e, finalmente, quando estiver realizando a penetração sexual.

Esse é o ponto em que a maioria dos homens se solta. Certifique-se de reconhecer esse ponto e ser capaz de parar ou diminuir a velocidade antes que seja tarde demais.

5) SURFE COM SUA ENERGIA SEXUAL.

A última etapa nos leva além do puramente sexual do ponto de vista ocidental, mas vai ao cerne da questão.

Visualize sua excitação como se fosse um reservatório de energia que você carrega na área genital. Se a energia da excitação ultrapassar o ponto de não retorno, você não conseguirá continuar a fazer sexo porque o reservatório se esvaziará.

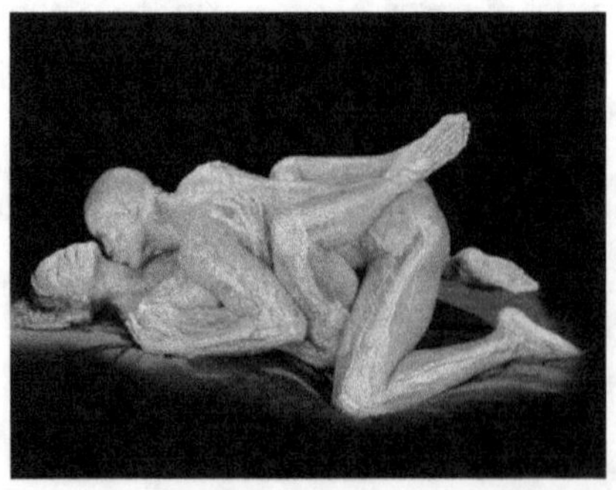

Você precisa mover essa energia dos órgãos genitais para outras partes do corpo, especialmente a coluna vertebral.

Existem algumas técnicas e práticas que funcionam para criar energia e movê-la, mesmo que leve tempo para dominá-las.

- Inspire e expire de mãos dadas com certas contrações do músculo pubococcígeo.

- Relaxamento dos músculos, deitando-se de costas e permitindo que a excitação se mova livremente pelo corpo.

- Certas visualizações enquanto a excitação e a respiração são coordenadas.

- Duchas frias ou banhos frios na área genital.

Tudo isso pode parecer um pouco estranho, mas sua parceira agradecerá quando você mantiver a penetração por mais tempo. Lembre-se de que é preciso movimentar a energia, descongestionar a área genital até sentir a excitação diminuir e poder continuar com a atividade sexual.

É algo que pode levar tempo, mas é algo que você aprende. E os resultados valem a pena. Movimente sua energia.

MÓDULO IV

CRIAR O CANAL DE ENERGIA CÓSMICA. SINTONIZAR-SE COM O CÓSMICO.

As curas por meio do toque consciente serão mais bem-sucedidas se o paciente desejar receber esse tratamento e tiver expressado esse desejo. Não é necessário que o paciente conheça os detalhes exatos do tratamento, mas ele deve saber que você fará um tratamento no qual a energia cósmica agirá por seu intermédio, por meio da aplicação científica dos princípios cósmicos. É essencial que o paciente concorde.

Há um princípio cósmico para isso. Quando uma pessoa solicita um tratamento ou expressa o desejo de obter ajuda de outra pessoa, **ela automaticamente se coloca em harmonia psíquica e espiritual e empatia com a outra pessoa**, e isso é vital para o sucesso.

O sistema não se baseia na fé do paciente e não constitui um sistema de cura pela fé. É verdade que a cooperação do paciente é necessária, e ele deve permanecer relaxado, receptivo e confiante durante o processo, mas não é necessário que ele faça mais nada.

Você não precisará incentivar a fé do paciente explicando o que vai fazer ou como, nem mencionar o sucesso que pode ter tido em outros casos semelhantes.

Sua própria experiência lhe ensinará que, ao dar tratamentos a pessoas que cooperam com você, todas elas têm os mesmos sentimentos e as mesmas experiências. Portanto, você deve eliminar de sua mente a ideia de que a fé por parte do paciente é indispensável.

No entanto, você deve ter fé no sistema e fé de que a energia cósmica inteligente com a qual você está sintonizado o guiará e fará o que é certo e essencial.

Não deve ter fé em sua capacidade individual, pois não é você quem está curando.

A Inteligência Cósmica realiza todas as curas, a qualquer momento, por qualquer sistema, seja por meio de medicamentos, eletricidade, cirurgia, massagem, oração ou qualquer outra coisa.

Você é apenas um instrumento entre as forças cósmicas aqui na Terra e o paciente, depois de ter se oferecido à Fonte Central e à Inteligência Cósmica para servir como instrumento ou canal.

Na verdade, você não é mais o verdadeiro curador do que um bisturi fino nas mãos do cirurgião. É a sua sabedoria que orienta o bisturi a fazer certas coisas, e essa mesma sabedoria que orienta a mão do cirurgião também orientará o processo de cura da Natureza após a conclusão da operação cirúrgica.

Mas, assim como o cirurgião aprende com a experiência a ter fé no conhecimento que adquiriu e confia nos processos da Natureza para produzir determinados resultados, você deve ter fé absoluta no sistema que está usando e nunca aplicar um tratamento apenas com a ideia de ver se o sistema funcionará, nem agir com a vaga esperança de que funcione.

Quando não tiver certeza de que o que está fazendo ajudará o paciente, é melhor não aplicar o tratamento.

Pelo mesmo motivo, ao ministrar um tratamento, **você não deve tentar determinar como a cura deve ser feita**. Essa seria a pior loucura que poderia ser cometida por um curador que usa os métodos cósmicos.

É como se você tentasse se colocar no lugar do Cosmos e dizer a ele o que fazer em nome do paciente. É nesse ponto que quase todos os outros sistemas de cura, inclusive a medicina e a cirurgia, falham.

É impossível para o paciente, muito menos para uma segunda pessoa, informar exatamente qual é o distúrbio ou a doença que existe em uma pessoa e o que deve ser feito durante o processo de cura, primeiro, segundo, terceiro ou quarto. Se deixarmos todo o processo nas mãos do Cósmico, descobriremos que a cura será melhor e mais rápida do que se tentarmos visualizar o que deve ser feito.

Antes de mais nada, você deve se certificar de que está em boas condições de saúde quando fizer o tratamento. Se estiver sofrendo de dor de cabeça, fadiga ou qualquer outra forma de indisposição, mental ou física, não deve nem mesmo tentar fazer o tratamento.

Antes de iniciar o tratamento, você deve adotar uma atitude devota, espiritual e humilde. Deve sentir-se grato pela oportunidade de prestar serviço, lembrando-se de que, ao servir o Cósmico em seu trabalho, o Cósmico estará disposto a servi-lo.

Você não deve se vangloriar do que pode fazer, nem se orgulhar dos resultados. Não deve se deixar elogiar ou ser elogiado como se tivesse poderes especiais, exceto no que diz respeito ao seu conhecimento de tratamento.

O importante é esquecer tudo ao seu redor e, com **a mente concentrada, tentar pensar apenas em dois fatores: no paciente que precisa de ajuda e nos poderes cósmicos ao seu redor, que usarão sua mente e suas mãos como um canal para o tratamento**. Este não é o lugar nem o momento para explicar por que o Cósmico usa nossas mentes ou mãos como canais.

Não é necessário sentir seus sofrimentos ou algo semelhante, nem visualizar a natureza de sua condição em detalhes, nem tentar visualizar o tipo de tratamento que o Cósmico pode oferecer.

O Cósmico cuidará para que a conexão adequada seja estabelecida e basta pensar na pessoa que receberá o tratamento por seu intermédio.

Depois de ter estabelecido a atitude mental com esses dois pensamentos - o paciente e o Cósmico -, você deve respirar fundo e segurá-lo o máximo que puder, expirando lentamente; e, ao expirar, deve manter o pensamento de que está fazendo contato mental e psíquico com o paciente. Em seguida, você fará uma breve oração ao Cósmico, mental e silenciosamente. A oração pode ser mais ou menos assim:

EU PEÇO HUMILDEMENTE A DEUS E AOS PODERES CÓSMICOS QUE, ATRAVÉS DE MIM, ENVIEM PARA (nome da pessoa) AS FORÇAS CURATIVAS DO UNIVERSO, BEM COMO QUE DESPERTEM OS PODERES CRIATIVOS E CONSTRUTIVOS QUE RESIDEM DENTRO DELA, QUE A DOR CESSE E QUE AS CONDIÇÕES NORMAIS QUE LEVAM À SAÚDE PERFEITA SE RESTAUREM

Você pode tornar a oração mais longa, se desejar, mas nunca tente dizer ao Cósmico o que fazer especificamente no tratamento. Ofereça-se como o meio de harmonização e o canal por meio do qual o tratamento será realizado.

Não há um tempo exato para a conclusão desse processo de sintonização cósmica. Ele pode levar de um segundo a três minutos. Deixe-se levar por suas sensações. **A intenção é a chave para isso.**

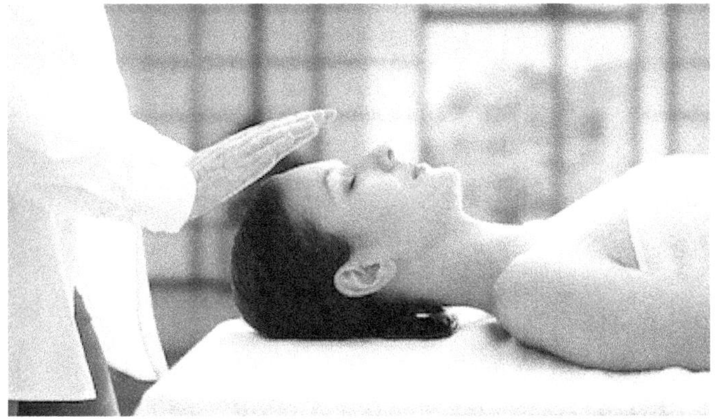

DISSOLUÇÃO DO EGO

"Iluminação é ver as coisas sem que sua mente interfira com seus preconceitos".

O que é a VERDADE? Existe uma VERDADE OBJETIVA?

Falso é confundir o errado com o verdadeiro; confundir a aparência com a realidade; confundir a forma com a essência.

A pessoa incapaz de distinguir objetivamente entre o verdadeiro e o falso inevitavelmente viverá uma existência irreal como consequência de sua interpretação fantasiosa motivada pelo conhecimento cultural.

A grande maioria das pessoas vive nessa situação, em maior ou menor grau, sem sequer se dar conta disso. Nessa situação, a pessoa conduz sua existência como consequência de visões e esquemas completamente ilusórios que existem apenas na mente, mas não têm existência objetiva na realidade imparcial. Dessa forma, as reações vitais, emocionais, culturais e religiosas de uma pessoa se sucedem com base em percepções e conflitos que só existem em sua imaginação, com base em estímulos que nunca existiram como se acredita que sejam percebidos.

Cada pessoa vive em um universo completamente diferente que corresponde a uma visão e percepção distorcidas da realidade.

Entretanto, e esse é o ponto importante, existe apenas um universo na realidade objetiva; as outras versões do universo estão apenas na mente das pessoas.

Esse processo foi denunciado pelos sábios orientais desde o início dos tempos. Eles dizem que a existência é MAYA. Mas pouquíssimas pessoas são capazes de entender o que eles querem dizer, novamente porque o resíduo de fantasia em suas mentes não lhes permite compreender a natureza essencial e objetiva das coisas.

Assim, as pessoas vivem completamente alheias ao ambiente espaço-temporal em que habitam; são incapazes de vê-lo, de conhecê-lo e, é claro, de experimentá-lo. Vivem em uma duplicata fantasiosa, sem a possibilidade de se envolverem em uma experiência de vida.

Elas vivem em uma fantasia duplicada sem nenhuma correspondência com a realidade. São fantasmas vivendo em um mundo imaginário. Como consequência, sua essência espiritual não pode se expressar no espaço e no tempo... no aqui e agora.

A existência é MAYA e o homem não entende a existência, o que está acontecendo dentro de si mesmo ou onde ele está localizado nesse contexto imaginário. Cercado por teias de aranha e deva neios... ele está DORMINDO... não é de se admirar que esteja perdido.

Agora, é possível ter uma percepção OBJETIVA do universo, da existência e de cada situação; e, dessa forma, DESPERTAR para a existência autêntica que permanece oculta. O processo deve ser muito gradual na maioria dos casos, pois a experiência pode ser traumática.

Há muitas opiniões, mas apenas uma VERDADE. Entretanto, cada pessoa pensa que sua opinião é a verdade genuína. Acima dessas opiniões, porém, está a PERCEPÇÃO OBJETIVA: o que é, que permanece válido em qualquer local espaço-temporal.

Para alcançá-la, a primeira coisa a fazer é reconhecer sua existência e superar o falso conhecimento cultural que proclama sua inexistência, bem como a impossibilidade de alcançá-la.

Depois de superar esse primeiro obstáculo, falarei sobre um aspecto essencial para alcançá-la: a localização mental do observador.

A chave está sempre na capacidade de se colocar como observador no lugar certo e de transcender visões ou pontos de vista localizados em seu próprio umbigo.

Por localização mental, estou me referindo ao posicionamento ideológico, cultural e religioso de uma pessoa, que é o resultado da educação, do condicionamento, das experiências, das crenças e dos desejos.

O resultado é um posicionamento diante da vida e de si mesmo. Isso significa que, mentalmente falando, cada indivíduo permanece em um lugar fixo durante toda a sua existência, com mudanças apenas aparentes.

As pessoas preferem permanecer em um posicionamento mental permanente e familiar, que lhes dá uma falsa segurança, em vez de mudar, mesmo que isso não seja a coisa mais desejável a se fazer.

E, no entanto, a mudança é a realidade substancial do universo, como afirma o princípio hermético da vibração: "nada é imóvel; tudo se move; tudo vibra".

A impossibilidade de conhecer a PERCEPÇÃO OBJETIVA decorre da localização do observador em um ponto de vista imóvel, pois não é possível procurá-la quando se pensa que a conhece. É por isso que é sempre necessário esvaziar a xícara antes de enchê-la.

As pessoas se apegam às suas crenças sem ter consciência do que estão fazendo, sentindo-se até orgulhosas disso e acreditando (isso é o oposto da consciência) até mesmo que a inflexibilidade de suas ideias as torna mais fortes. Elas só reconhecem como verdades aquelas que já instalaram em sua mente.

Não percebem que seu posicionamento mental é justamente a barreira que as impede de acessar a verdade.

Para entender isso, precisamos refletir. Sabe-se que a verdade tem muitas faces, ou seja, muitos ângulos de visão. Entretanto, um lado não é a verdade objetiva.

As opiniões emanam do posicionamento em um único ângulo de visão, um processo pelo qual a pouca verdade ou razão que o observador possa ter se torna falsidade absoluta.

Para entender o dano produzido pelo posicionamento cego e inamovível do observador em um único local (esse é o verdadeiro EGO), basta observar qualquer conversa e perceber como os interlocutores se enredam na teia da semântica das palavras sem se aproximar nem um pouco do conteúdo das palavras.

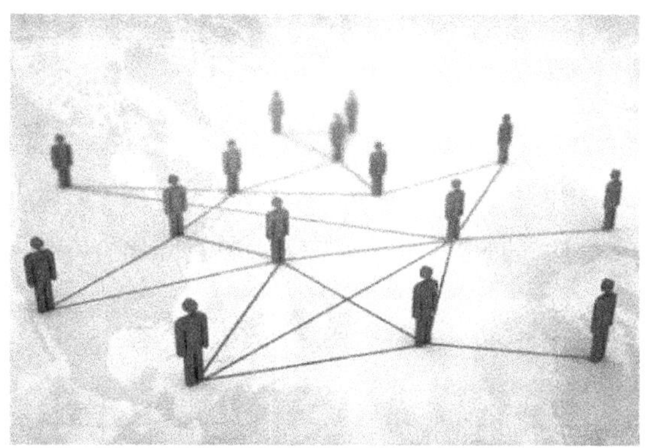

Se a verdade tem muitos ângulos de visão, é óbvio que a pessoa que tem a capacidade de esvaziar sua mente de conhecimentos e crenças culturais estabelecidos, bem como a capacidade de variar seu ponto de vista como observador e, assim, observar o diamante de inúmeros ângulos, será capaz de chegar a uma compreensão objetiva das situações.

É óbvio que, se estivermos parados como observadores em frente a uma montanha, é impossível ver o que está por trás dela. É possível que estejamos olhando para uma encosta seca e estéril, mas o que está por trás é fértil, verde e cheio de árvores.

Imagine uma montanha com 71 encostas diferentes e você entenderá como é difícil ver a realidade. Agora, se alguém pudesse olhar com a mesma atenção para todos os lados da verdade, o que aconteceria?

Se for possível conhecer a PERCEPÇÃO REAL DAS COISAS, o que torna o conhecedor um verdadeiro sábio. Deve-se entender, entretanto, que tal empreendimento não é possível enquanto o indivíduo permanecer ideologicamente preso a um único ângulo de visão (EGO). O indivíduo se torna rígido com base em seu pensamento gerado por uma localização mental inamovível.

O acesso a todos os lados da verdade é impedido pelo posicionamento interno do indivíduo, o que torna impossível a visão total.

Se você chegou a esse ponto em sua leitura, o que vem a seguir é de extrema importância.

Como é possível atingir essa meta desejada?

Para isso, o indivíduo deve alcançar o que chamarei de **divisão da consciência**. Poucas pessoas serão capazes de entender isso, pois nem mesmo o conceito de consciência é bem compreendido.

Alcançar a consciência dividida (o que você percebe conscientemente) é perceber situações que transcendem o espaço e o tempo, sem que a consciência permaneça ancorada em um único lugar de maneira fixa.

> "TODO SÁBIO TEM QUE SER UBIQUO, OU seja, NÃO ESTAR EM LUGAR ALGUM E AO MESMO TEMPO EM TODOS OS LUGARES."

O desdobramento da consciência ou a capacidade de localizar o ponto de vista de um observador em diferentes posições é algo indispensável para apreender a VERDADE OBJETIVA das coisas. No entanto, não pretendo enganar ninguém dizendo que isso é algo simples, pois corresponde, na alquimia espiritual, a um dos mais altos níveis de realização e sua obtenção exige trabalho e esforço constantes.

A evolução espiritual e o despertar da consciência não podem ser separados de um processo de compreensão. Também requer o fermento espiritual que só pode ser recebido de alguém que já passou pelo processo: o professor.

Ao mesmo tempo, o neófito deve ter uma quantidade mínima e suficiente desse fermento para poder aproveitar o que lhe será transmitido, honrando os antigos textos de alquimia nos quais se diz que **PARA FAZER OURO É PRECISO TER ALGUM OURO**.

EGO E CRENÇAS

As crenças são o tão falado EGO que se camufla para não ser detectado.

A crença é o oposto do desenvolvimento da consciência. No entanto, a grande maioria das religiões e escolas premia a FÉ, que também recebe um papel de distinção: aqueles que têm fé são seres espirituais que serão salvos, enquanto aqueles que não têm fé não seguirão o mesmo caminho.

Detectar em si mesmo as crenças que possui é um dos trabalhos alquímicos mais valiosos que você pode fazer. O problema é que, quando você fica sem crenças, não tem mais nada a que se agarrar, nada em que se sentir seguro... você se sente desamparado e perdido.

E, no entanto, esse é o caminho: **VOCÊ NÃO PODE SE ENCONTRAR SEM TER SE PERDIDO PRIMEIRO.**

As crenças são abrigos criados pela mente para nos sentirmos seguros. Quando você as abandona, a primeira coisa que acontece é uma jornada pelo deserto. Uma jornada difícil na qual falta a água que alivia o sofrimento de sua alma como buscador espiritual.

Mas se você persistir no caminho, se não se deixar enganar pelas miragens do deserto, mais cedo ou mais tarde aparecerá um oásis onde a alma encontrará conforto.

A CHAVE MESTRA PARA O DESPERTAR DE MAYA

A atenção (concentração) é a chave mestra que permitirá que você alcance um grau de vigília (despertar) suficiente para atingir estados controlados de consciência.

A atenção direciona sua mente e, portanto, seus pensamentos em uma direção específica, determinando a maneira como sua energia psíquica flui e age e, portanto, sua existência.

A maioria das pessoas tem dificuldade em gerar atenção de forma voluntária e autônoma.

É fato que um evento novo capta sua atenção, mas não voluntariamente. Se você conseguir concentrar sua atenção voluntariamente nas tarefas simples e cotidianas da vida, então, por meio de um efeito sinérgico, será capaz de transformar essas tarefas em eventos novos e, assim, viver uma existência mais plena e empolgante.

Se a atenção de uma pessoa não estiver concentrada no presente, ou seja, nas coordenadas de espaço e tempo, no aqui e agora de cada situação, ela viverá em um estado de sono hipnótico, pois a única realidade existente neste plano de existência é o momento presente. O passado e o futuro não têm existência real no aqui e agora. Por essa razão, o ser humano vive no sono, experimentando uma existência ilusória: o sonho de Maya.

A VERDADEIRA MAGIA

O Arcano Maior **"O Mago"** tem muitos significados, mas discutirei apenas alguns deles.

Na ilustração, podemos ver um homem com o braço direito apontando para o céu e o braço esquerdo para o chão, representando aquele que é capaz de estabelecer uma conexão entre as energias vibratórias mais sutis (espirituais) e as energias mais densas (matéria), a fim de **conseguir mudanças à vontade nos quatro elementos que formam o mundo: fogo, ar, terra e água.**

Esse é, sem dúvida, o significado essencial da carta: aquele que é capaz de transformar a matéria voluntariamente.

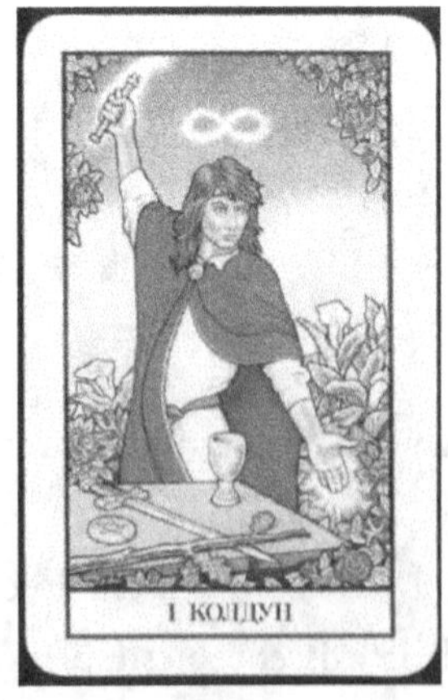

O Arcano Maior "O Mago"

O manto é cingido por um cinto em forma de cobra mordendo a cauda, indicando **a origem do poder e de sua natureza: o princípio masculino** que atua nas ações do mago.

Aquele que, por meio do uso de sua energia volitiva, é capaz de concentrar sua mente completamente e sem distrações em uma direção por um período de tempo suficiente, proporcional à magnitude do empreendimento desejado, inevitavelmente obterá resultados que, aos olhos do leigo, serão descritos como mágicos.

Os grandes mágicos e alquimistas são pessoas capazes de se concentrar com uma intensidade sobre-humana incomparável naquilo que estão buscando.

Podemos observar o cumprimento desses princípios em situações mais mundanas, como as **pessoas que tiveram sucesso** em alguma faceta da vida.

Em todas elas, se analisarmos suas vidas, **observaremos que aplicaram intuitivamente os princípios representados pelo arcano do mago, a força criativa masculina.**

Todos os grandes realizadores da história "viveram apenas para alcançar o que buscavam, até mesmo a ponto de renunciar a certas coisas desfrutadas pelos mortais comuns"; em suma, eles concentraram suas mentes e, portanto, suas energias físicas e psíquicas, com intensidade inigualável em uma única direção, a fim de alcançar o que almejavam. Como todas as grandes verdades, essa pode parecer simples, mas a dificuldade está, sem dúvida, em sua realização.

O que é verdadeiro e o que é falso na arte mística da visualização?

O sucesso não é para os preguiçosos de corpo, mente e espírito, apesar das teorias substitutas do conhecimento místico que intoxicam as mentes de muitos buscadores e que dizem que, simplesmente visualizando o sucesso, o dinheiro ou o amor, ele é atraído rápida e rapidamente... uma teoria muito aclamada e aplaudida, justamente por essa massa de preguiçosos, que busca algo que justifique sua maneira de não agir e de entender a vida de forma cômoda.

Curiosamente, o alcance daqueles que apregoam aos quatro ventos essas **falsas teorias de magia a la "Harry Potter"**, é infinitamente maior do que o daqueles poucos conhecedores do autêntico conhecimento mágico, muitas vezes desprezados e qualificados como ignorantes das leis herméticas.

Como foi dito há muito tempo, "não há ninguém tão surdo quanto aquele que não quer ouvir", e **as pessoas só ouvem o que lhes agrada, e o que é mais agradável do que atingir seus objetivos sem esforço,** sem nem mesmo suspeitar do trabalho que os grandes mágicos precisam fazer para atingir seus objetivos.

É claro que há verdade na arte mística da visualização, mas as nuances são transcendentais.

Assim como a assinatura de Elon Musk em um cartório não tem o mesmo efeito que a de um cidadão desconhecido e respeitável, **a visualização de alguém que desenvolveu sua vontade e**

magnetismo não tem o mesmo efeito que a de uma pessoa comum que não cultivou ou foi instruída em seu desenvolvimento.

O que você acharia se lhe dissessem que com sua assinatura você poderia vender Tesla? Nem todas as assinaturas têm o mesmo valor, assim como nem todas as visualizações têm o mesmo efeito, dependendo da pessoa que as faz.

A assinatura caligráfica é um símbolo que está diretamente ligado à situação social e econômica da pessoa, e a visualização psíquica é uma expressão da situação energética do indivíduo. Uma assinatura não tem valor se não for apoiada pela realidade da pessoa por trás dela.

Da mesma forma, **a visualização psíquica não deve ser um fim em si mesma se o poder que a sustenta não tiver sido desenvolvido primeiro**, e isso, meus caros amigos, tem a ver com o esforço e o desenvolvimento do centro volitivo do ser humano, entre outras coisas.

Essas palavras implicam em uma negação da magia?

Nada poderia estar mais longe da verdade. Quando o mágico desenvolve o poder no nível individual e, por ressonância, entra em contato com o Poder Universal, tendo, por sua vez, o conhecimento para focalizá-lo na direção certa, as portas se abrem diante dele, os véus são retirados e os eventos ocorrem, o que é o resultado natural do funcionamento das leis universais, a magia mais elevada.

Eventos e pessoas são harmoniosamente concatenados e sincronizados em uma melodia perfeitamente orquestrada por uma inteligência superior, na qual o triunfo se torna inevitável.

Para o observador leigo, **tudo isso parece ser obra da sorte, mas é consequência de uma ciência refinada.**

OS PRINCÍPIOS HERMÉTICOS

"Os princípios da verdade são sete: aquele que os compreende perfeitamente possui a chave mágica diante da qual todas as portas do Templo se abrirão de par em par".

O Caibalion

Os Princípios Herméticos ou Leis Cósmicas são 7. Esse número não é arbitrário, mas um símbolo poderoso e profundamente significativo da coesão universal que está no centro de nossa existência.

Observe algumas sincronicidades:

1. Uma semana é composta de sete dias e em um ano há cinquenta e duas semanas (5 + 2 = 7).

2. *A Epopeia da Criação da Mesopotâmia*, o *Enuma Elish*, divide a criação em 7 tábuas de argila. O *Gênesis* cristão, que foi inspirado por essa obra, fala da criação da Terra em 7 dias.

3. Há sete cores que formam o espectro do arco-íris.

4. Sete são as notas musicais.

5. Sete são os chakras ou centros de energia do ser humano.

6. Sete são os pecados capitais.

7. Sete são as virtudes capitais.

8. Sete (7) e quarenta e nove (7 vezes 7) são os números da sorte chineses.

9. Hipócrates, o pai da medicina, disse:

> *"O número sete, por suas virtudes ocultas, tende a realizar todas as coisas; é o dispensador da vida e a fonte de todas as mudanças, pois até **a lua muda de fase a cada sete dias**: esse número influencia todos os seres sublimes".*

10. O sistema periódico dos elementos químicos é dividido em sete períodos.

O sistema periódico

11. O número 7 é considerado um número mágico porque é composto pelo número sagrado 3 e pelo número terreno 4, estabelecendo assim uma ponte entre o céu e a terra. Se associarmos o número 4 à terra com seus quatro elementos e seus quatro pontos cardeais, com o número sagrado 3 simbolizando a perfeição, chegaremos ao número 7, que representa a totalidade do universo em movimento.

1.- PRINCÍPIO DO MENTALISMO:

"O Todo é mente, o Universo é mental".

2 - PRINCÍPIO DA CORRESPONDÊNCIA:

"Como acima, assim abaixo, assim abaixo, assim acima".

3.- PRINCÍPIO DA VIBRAÇÃO:

"Nada é imóvel; tudo se move; tudo vibra".

4.- PRINCÍPIO DA POLARIDADE:

"Tudo é duplo; tudo tem dois polos; tudo, seu par de opostos: semelhante e diferente são o mesmo; os opostos são idênticos em natureza, mas diferentes em grau; os extremos se tocam; todas as verdades são semi-verdades; todos os paradoxos podem ser reconciliados".

5 - PRINCÍPIO DO RITMO:

"Tudo vai e vem, tudo sobe e desce; a oscilação pendular se manifesta em todas as coisas; a medida do movimento para a direita é a mesma da oscilação para a esquerda; ritmo é compensação."

6 - PRINCÍPIO DE CAUSA E EFEITO:

"Toda causa tem um efeito; todo efeito tem sua causa; tudo acontece de acordo com a lei. O acaso é apenas o nome dado a uma lei desconhecida; há muitos planos de causalidade, mas nenhum escapa à lei".

7 - PRINCÍPIO DA GERAÇÃO:

"O gênero está em tudo; ele tem seus princípios masculino e feminino; o gênero se manifesta em todos os planos.

PRINCÍPIO DO MENTALISMO

"Tudo é mente, o universo é mental."

Esse princípio explica que a mente ou o espírito é o princípio comum do universo, uma energia única que é a força essencial na composição química dos elementos.

A energia da mente-espírito se manifesta em uma escala infinita de vibrações, desde a mais densa até a mais sutil, compondo assim os vários materiais e elementos do universo.

Do ponto de vista do pensador, o pensamento é fantasia, ilusão, mas cada coisa tem uma entidade real dentro de sua escala vibratória (por exemplo, se os fantasmas existissem, eles seriam reais para outros fantasmas).

A matéria nasce do pensamento. O homem também cria por meio de sua mente. A energia do pensamento humano é capaz de criar matéria quando atinge densidade vibracional suficiente.

PRINCÍPIO DA CORRESPONDÊNCIA

"Como em cima, assim embaixo, assim embaixo, assim em cima".

Esse princípio refere-se à similaridade ou sintonia entre os vários planos vibratórios do universo. As mesmas leis do denso agem sobre o sutil e vice-versa.

O princípio da Correspondência age fazendo com que **semelhantes se agrupem com semelhantes** por meio de uma sintonia de frequência vibracional e explica a relação constante entre os eventos internos e externos.

Há uma influência recíproca entre o ser humano e a natureza, e entre nosso mundo interior e nossa realidade material. Assim, **ao operarmos em nossa realidade externa, influenciaremos nosso mundo interno e vice-versa.**

PRINCÍPIO DA VIBRAÇÃO

"Nada é imóvel; tudo se move; tudo vibra".

Esse princípio explica as diferenças entre as manifestações da matéria, da mente e do Espírito.

A matéria e a energia são meramente o resultado de diferentes estados vibratórios. O Espírito é um extremo polar vibratório mais elevado e a matéria é um extremo polar vibratório mais denso. Entre os dois extremos, nossos pensamentos, nossas emoções, nossos desejos e nossos impulsos são estados vibratórios de frequências intermediárias.

Nossos pensamentos, emoções, desejos e impulsos são apenas estados vibratórios. Nosso corpo físico é um conjunto de sistemas que vibram na mesma frequência, e a saúde é apenas a harmonia vibracional dos sistemas biológicos.

No âmbito de nossa vida pessoal, tudo gira em torno da vibração; se estamos felizes, é uma vibração positiva; a tristeza é uma vibração negativa. Nosso pensamento nos tornará mais ou menos inteligentes de acordo com nossa vibração mental.

Cada pessoa tem um comprimento de onda mental próprio, de acordo com a frequência vibratória de sua inteligência; quanto menor o comprimento de onda mental, mais inteligente é o indivíduo e vice-versa.

Os hábitos comportamentais, os estados emocionais, os pensamentos habituais e os padrões morais e espirituais do indivíduo determinam a bondade ou a maldade de seus estados vibracionais, o que, por sua vez, tem uma influência decisiva em sua vida diária.

As vibrações positivas ou negativas se acumulam no indivíduo e, em um determinado momento, esse acúmulo é acionado por um determinado gatilho, resultando em eventos bons ou ruins.

O comprimento de onda habitual de uma pessoa pode sofrer quedas vibracionais por vários motivos:

- Problemas de saúde.

- Depressões.

- Conflitos internos.

- Apatia intelectual.

- Contágios do ambiente, quando exposto a impactos vibracionais negativos que impactam e despertam ondas de qualidade semelhante.

EXEMPLO: Efeito da música no estado vibratório:

- Todos nós buscamos o equilíbrio e a harmonização de nossas
vibrações pessoais. Algumas músicas despertam sentimentos de
tristeza (por exemplo, os sons do instrumento indígena quena),
outras despertam alegria e algumas podem até ser realmente
prejudiciais se ultrapassarem determinados decibéis de potên-
cia.

- Observe o efeito que a música tem sobre você; essa é a base da
musicoterapia.

Vivemos em um mundo de vibrações e estamos constantemente
emitindo e recebendo-as.

Da mesma forma, o ambiente de um lugar é permeado pelas
vibrações das pessoas que o frequentam. Se elas forem o produto
de humores tristes e deprimidos, elas evocarão esses mesmos
sentimentos em nós, dependendo do grau de sensibilidade que
tivermos. É um contágio vibracional.

Por que as formas de pensar, os modismos, as ideias políti-
cas, adquirem um poder tão incomum e são difíceis de escapar? Porque, assim como os vírus, os pensamentos são conta-

giosos. **SOMENTE AQUELES QUE DESENVOLVERAM UM FORTE CENTRO DE GRAVIDADE (CONSCIÊN-CIA/VONTADE) PODEM ESCAPAR DO PENSAMEN-TO VIRAL.**

PRINCÍPIO DA POLARIDADE

> *"Tudo é duplo; tudo tem dois polos; tudo tem seu par de opostos; semelhante e diferente são a mesma coisa; os opostos são idênticos em natureza, mas diferentes em grau; os extremos se tocam; todas as verdades são semi-verdades; todos os paradoxos podem ser reconciliados".*

Esse princípio mostra que **tudo no Universo é dual**; tem dois lados ou polos. A vida é mantida em virtude da tensão entre dois polos opostos.

Isso sugere que qualquer manifestação tem a possibilidade de se manifestar em sua condição oposta, de modo que, sob certas condições, **é possível transformar algo indesejável em sua condição oposta.**

Estamos falando da arte hermética de transformação mental ou alquimia. A sabedoria hermética sustenta que "o indesejável é eliminado pela mudança de sua polaridade".

PRINCÍPIO DO RITMO

> *"Tudo vai e vem, tudo sobe e desce; o balanço do pêndulo se manifesta em todas as coisas; a medida do movimento para a direita é a mesma do balanço para a esquerda; o ritmo é a compensação."*

Esse princípio ensina que **tudo está sujeito a uma oscilação rítmica**, cujo movimento se manifesta entre os polos.

Esse ritmo oscilatório ocorre em nosso corpo e funções vitais, em nossos estados emocionais, pensamentos e instintos, bem como em tudo e qualquer coisa no universo.

Os biorritmos são a expressão desse princípio.

PRINCÍPIO DE CAUSA E EFEITO

> *"Toda causa tem um efeito; todo efeito tem sua causa; tudo acontece de acordo com a lei. O acaso é apenas o nome dado a uma lei desconhecida; há muitos planos de causalidade, mas nenhum escapa à lei".*

Nada no universo acontece por acaso. Quando algo parece ser por acaso, não é assim, apenas acontece que não conhecemos a causa.

Os seres humanos vivem em um mundo de efeitos. As verdadeiras causas permanecem desconhecidas.

Esse princípio é conhecido desde tempos imemoriais como a Lei do Carma.

PRINCÍPIO DA GERAÇÃO

> *"O gênero está em tudo; ele tem seus princípios masculino e feminino; o gênero se manifesta em todos os planos."*

O gênero se manifesta em todas as coisas e as forças masculina (yang) e feminina (yin) estão presentes em tudo.

Nesse princípio está o segredo da vida no universo, sem o qual não haveria nada.

MÓDULO V

MANOBRAS DE MASSAGEM LINGAM

A CONEXÃO

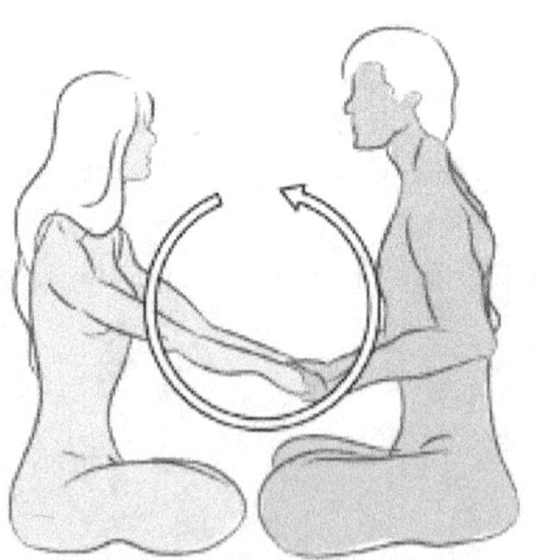

Inicie a sessão com um ritual de conexão

MASSAGEM CORPORAL COMPLETA

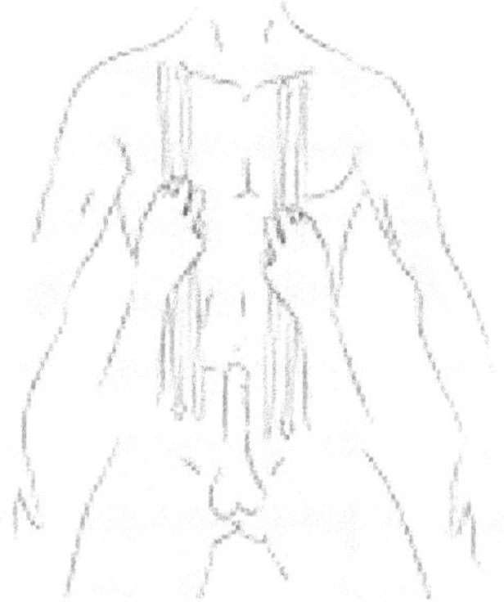

Faça uma massagem em todo o corpo seguindo a ordem estabelecida

COMEÇA A MASSAGEM DO LINGAM

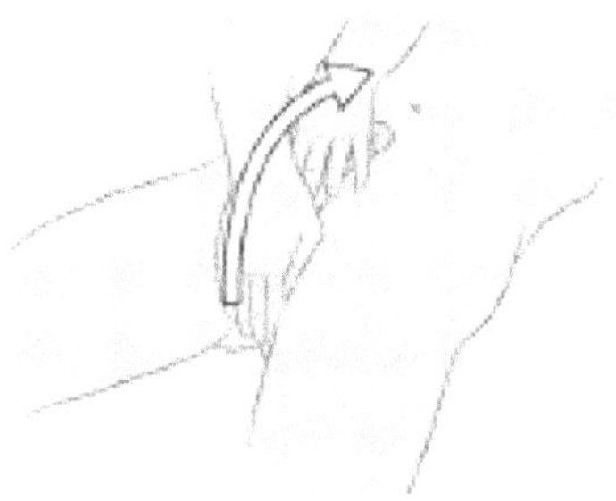

Espalhe óleo sobre a área. Deslize suas mãos do períneo até a ponta do Lingam, alternando as mãos, deslizando e espalhando o óleo.

VIBRAÇÃO NO PERÍNEO

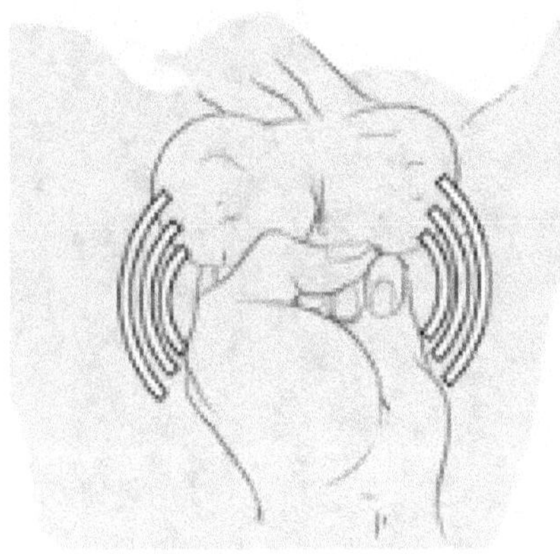

MASSAGEM NOS TESTÍCULOS

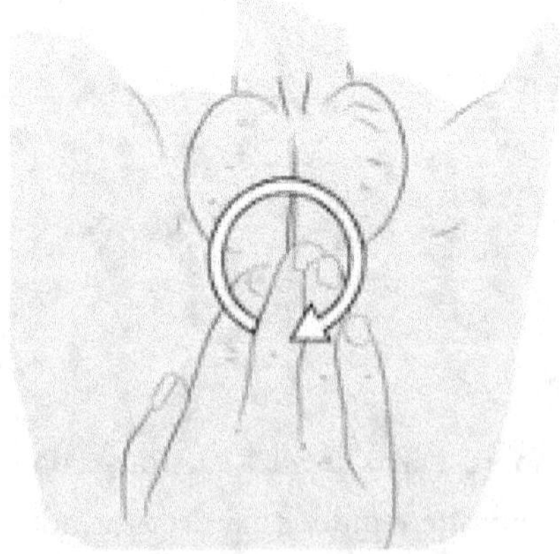

Passe os dedos ao longo da parte interna do pacote testicular, ao redor dos testículos.

O ANEL ESCROTAL

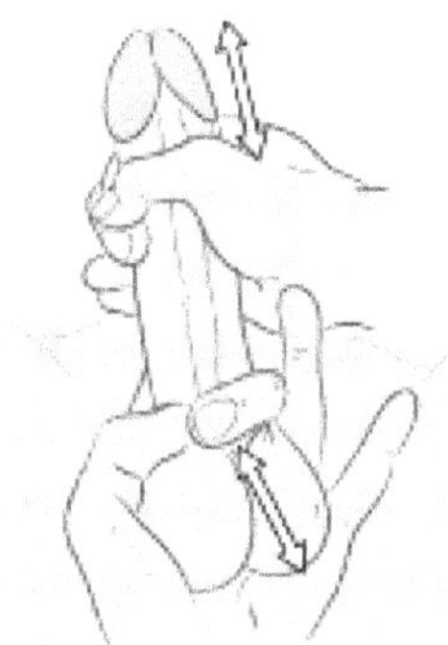

Forme um anel ao redor do escroto entre a base do Lingam e os testículos. Tenha cuidado para não apertar os testículos. Mova a bolsa escrotal para cima e para baixo e, simultaneamente, mova a haste do Lingam para cima e para baixo.

ESTICANDO OS TESTÍCULOS

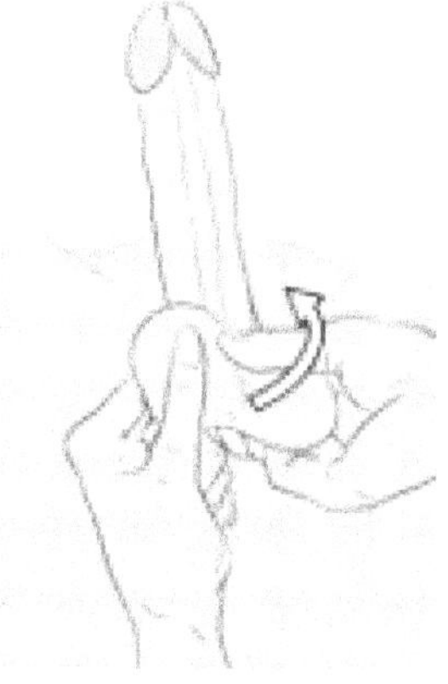

Estique suavemente os testículos para fora.

MANOBRA DE DESLIZAMENTO ALTERNADO

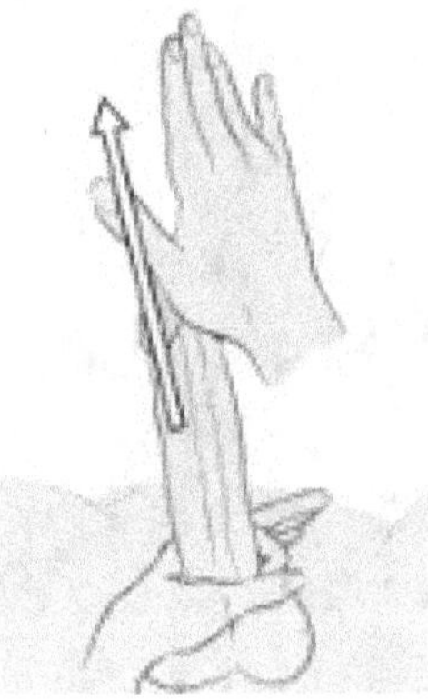

Segure a raiz com uma mão. Com a outra mão, acaricie suavemente até o coração e volte para as laterais. Alterne as mãos e repita

SHIATSU DO LINGAM

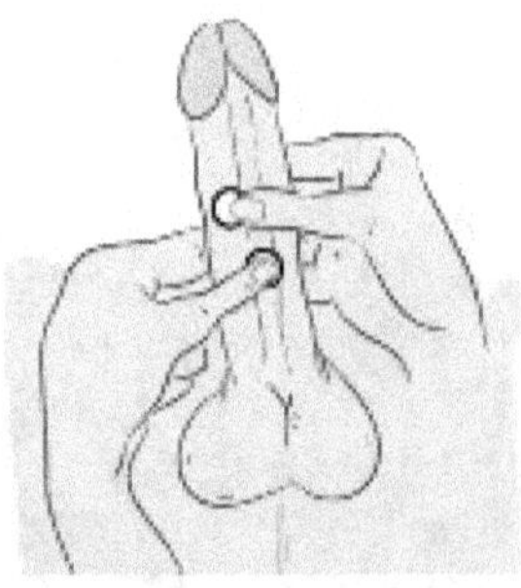

Começando pela raiz, pressione o Lingam com os polegares e os indicadores. Pressione, segure por um momento e depois solte. Crie três linhas diferentes (centro e laterais) e repita várias vezes.

ROCK AO REDOR DO RELÓGIO

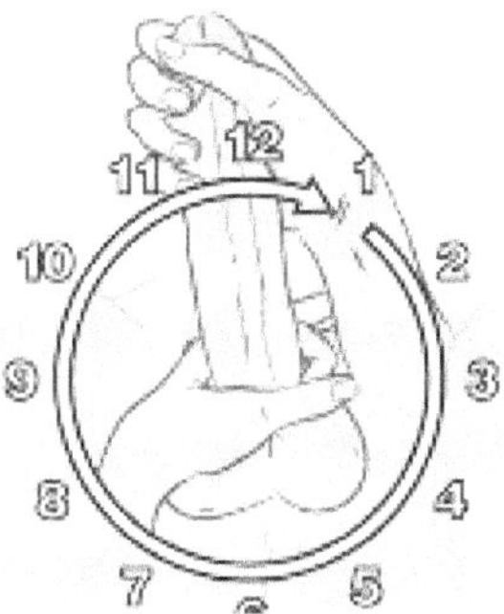

Acaricie suavemente o Lingam alternadamente com as duas mãos, da raiz à ponta, enquanto o movimenta. Mude a direção após uma volta.

DELÍCIA DE NAVAIS

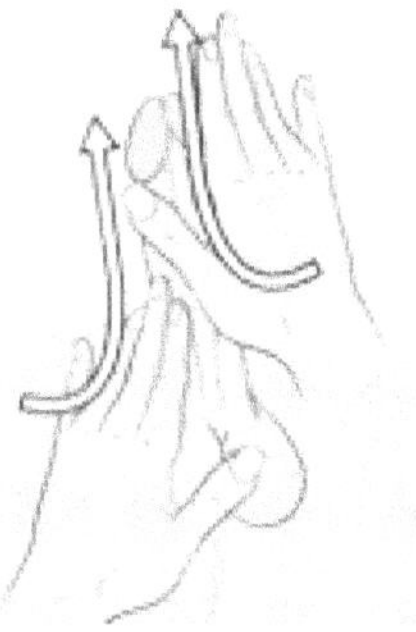

Acaricie, deslizando as mãos pelo Lingam, pressionando-o suavemente contra a parede abdominal na direção da barriga.

ESQUIANDO

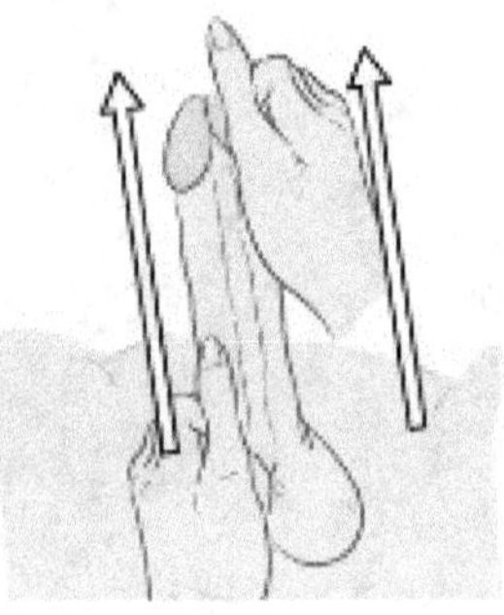

AFIANDO O SABRE

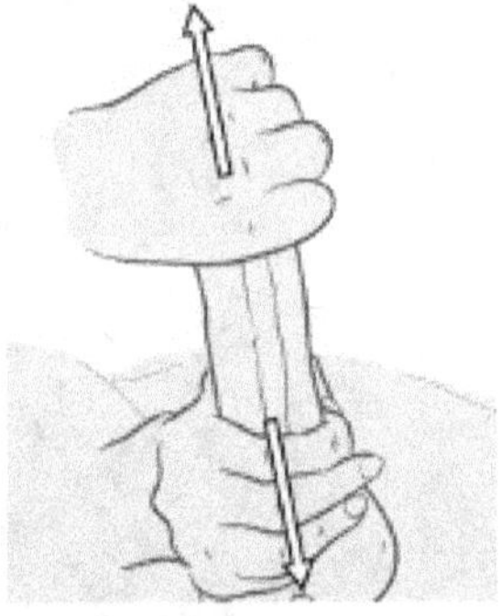

Segure o Lingam com as duas mãos. Passe uma mão para cima, em direção à barriga, e a outra mão para cima, em direção aos testículos. Permaneça assim por algum tempo, esticando suavemente o Lingam antes de repetir.

O MENEITO

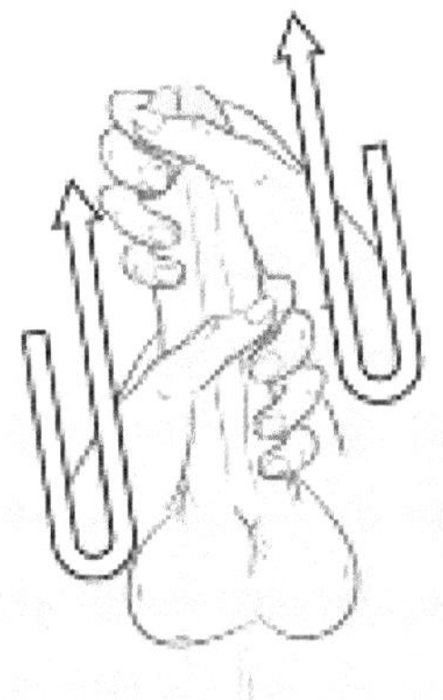

Segure o Lingam com uma mão e mova-o para cima e para baixo alternadamente com a outra mão. Tenha cuidado. Isso é muito estimulante.

ACENDENDO O FOGO

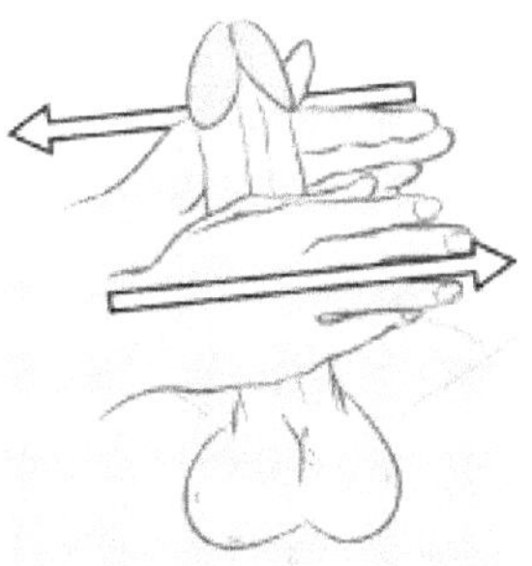

Coloque o pênis entre as mãos esticadas e comece a esfregá-lo como se estivesse acendendo uma fogueira com um graveto.

O PARAFUSO

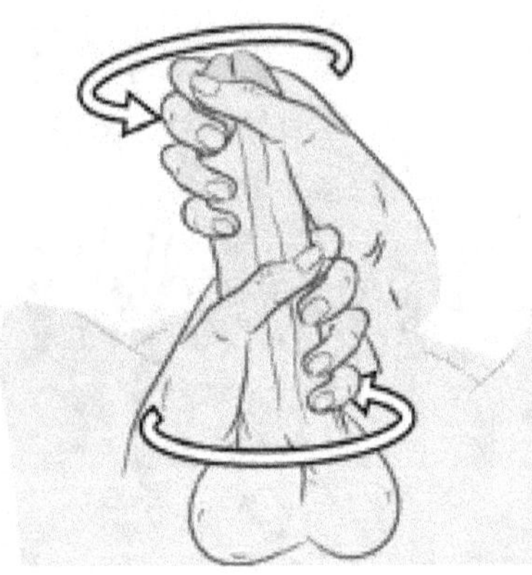

ORANDO

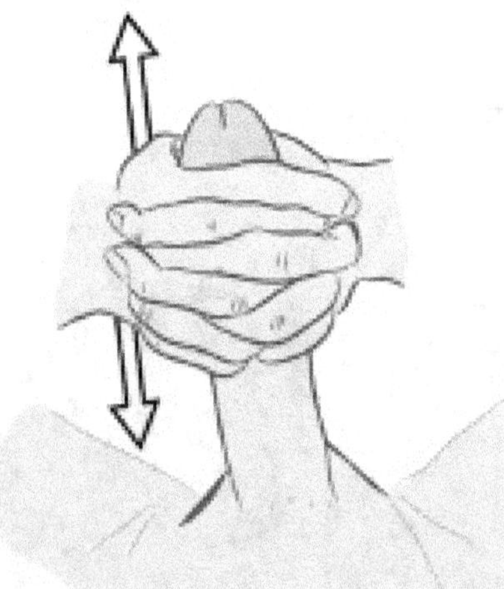

Mantenha suas mãos como se estivesse orando ao redor do Lingam. Mova-se em velocidades diferentes para cima e para baixo.

ORANDO COM OS POLEGARES PARA CIMA

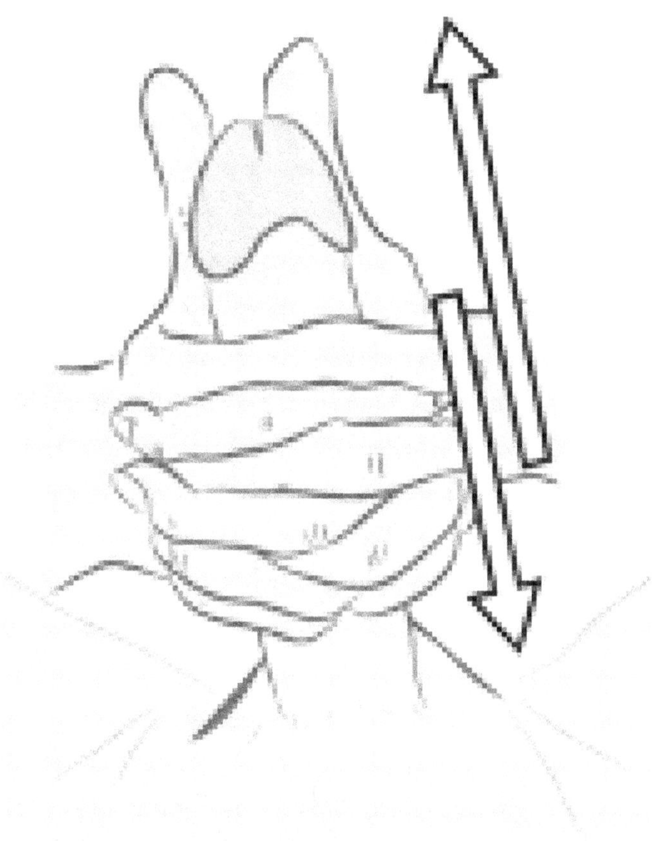

Mantenha as mãos com os dedos cruzados ao redor do pênis.
Abra os polegares e deslize-os ao longo do Lingam.

O REI DOS MOVIMENTOS

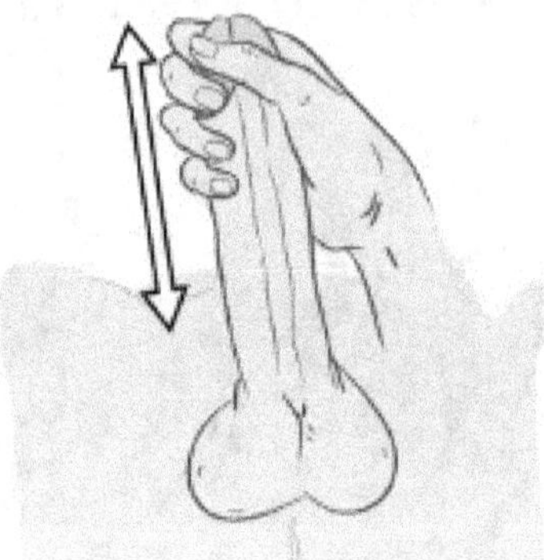

Segure o Lingam com sua mão mais forte. Mova sua mão para cima e para baixo. Brinque com a pressão e a velocidade. Esse movimento é muito estimulante. Ele pode ser misturado com a chave de fenda.

SAUDANDO O FRÊNULO

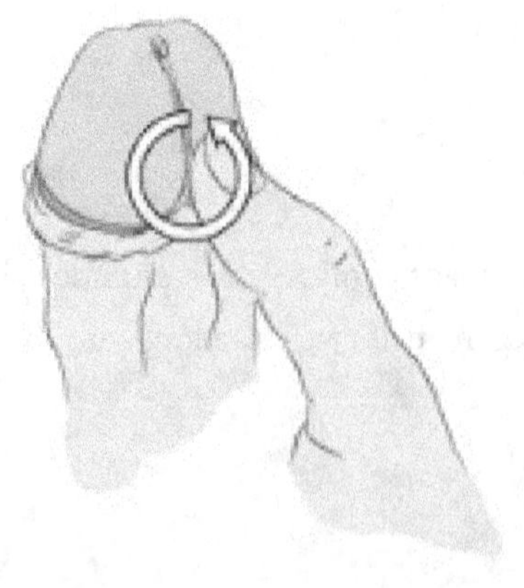

O EXTRATOR

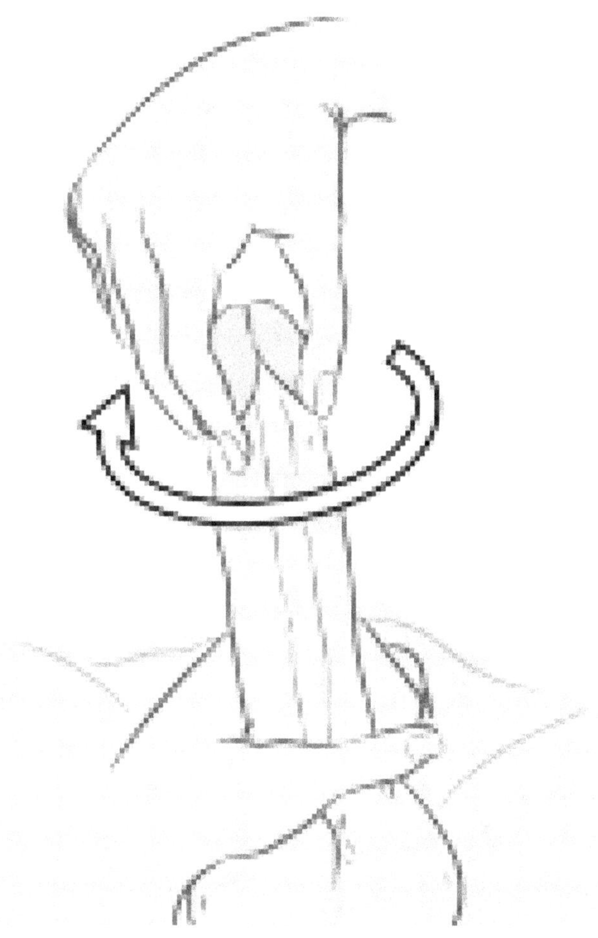

Acaricie o prepúcio para baixo, segurando a base do Lingam com uma das mãos. Coloque as pontas dos dedos na parte superior da cabeça, apertando a ponta da direita para a esquerda como se fosse um limão.

A SERPENTE

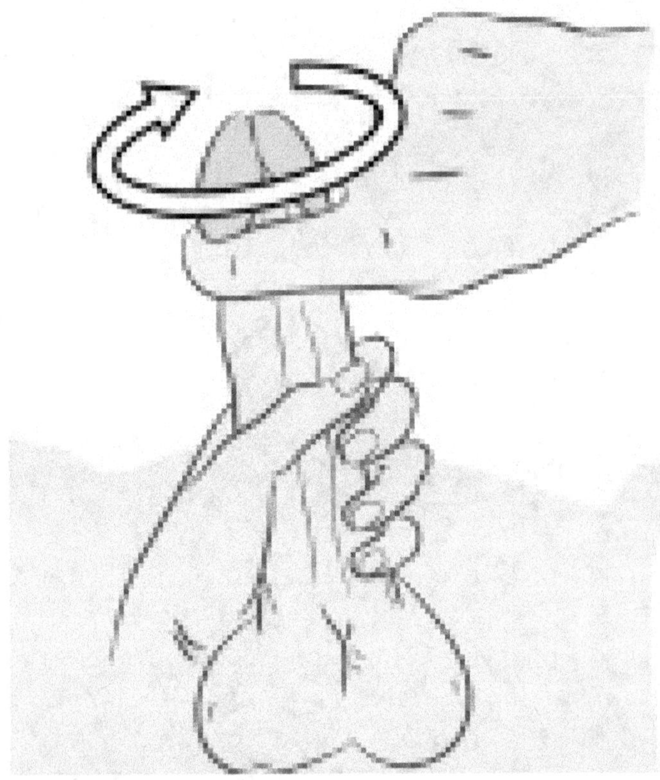

Puxe suavemente o prepúcio para baixo com a mão esquerda e segure a raiz do Lingam. O polegar e o indicador da mão direita formam um círculo logo abaixo da cabeça do pênis e gire-os no sentido horário até onde o pulso permitir sem perder o contato com a cabeça do pênis.

MANOBRA DO ARCO-ÍRIS

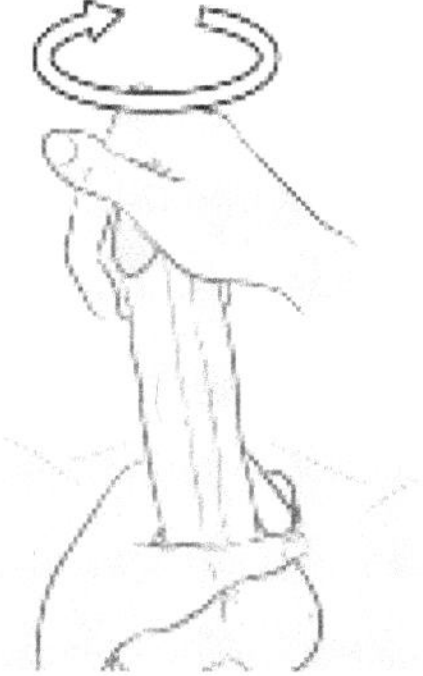

Acaricie o prepúcio para baixo conforme necessário, enquanto segura a haste com a outra mão. Coloque a palma da mão sobre a cabeça e massageie suavemente em círculos.

A COROA DO REI

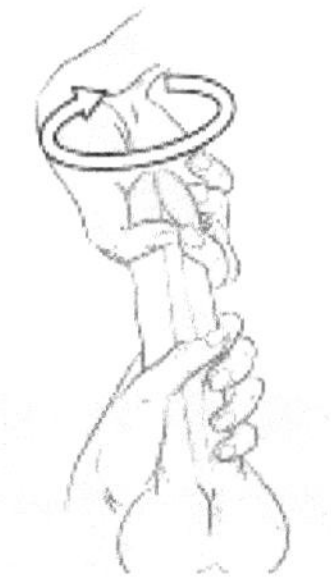

Para essa manobra, segure a raiz do Lingam com uma mão. Forme um anel com o dedo indicador e o polegar ao redor da parte inferior da glande. Massageie suavemente em círculos. Semelhante à cobra.

A DANÇA DO BOOGIE

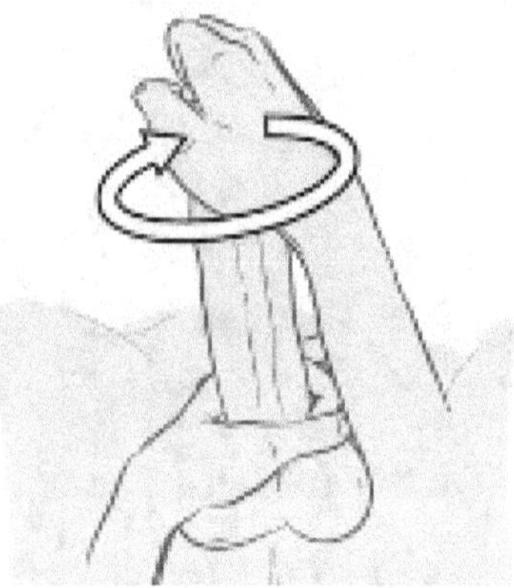

Deslize o prepúcio para baixo, se necessário, e segure-o com uma mão na raiz. Coloque a outra palma da mão sobre a glande.

DIRECIONA A ENERGIA PELO CORPO

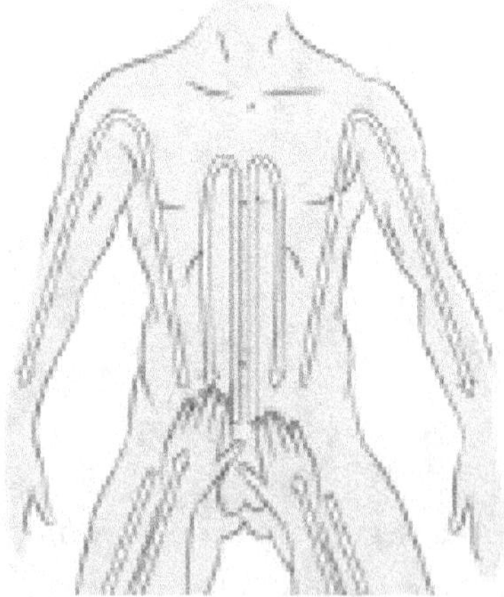

Usando a mão, ele direciona a energia do Lingam para o coração e para os lados ou para outros lugares.

A CAVERNA DO LINGAM

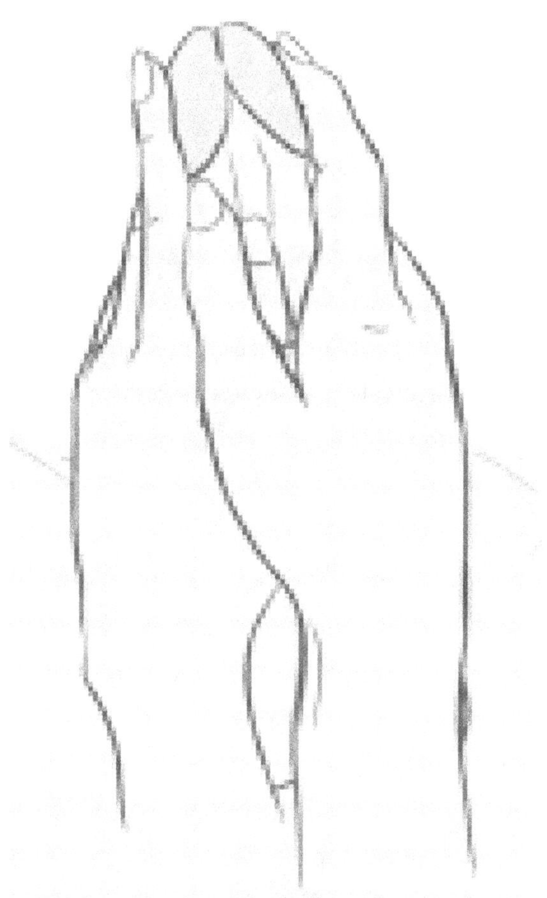

Segure o Lingam com as duas mãos e tente tocar o máximo de pele possível e segure-o.

O ABRAÇO

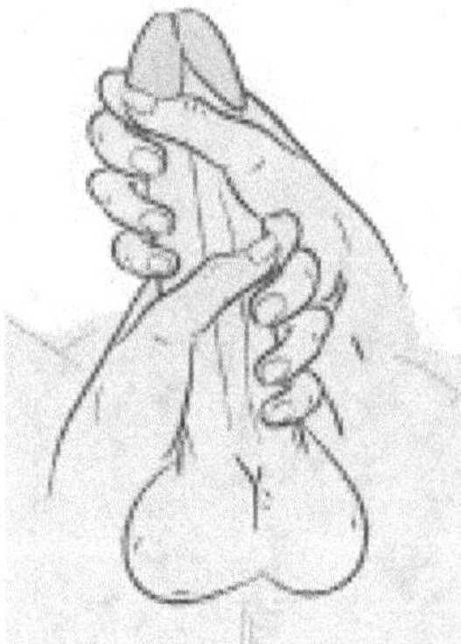

Segure o Lingam com as duas mãos com firmeza. Intensifique a pressão, mas mantenha a comunicação com o receptor sobre como ele se sente.

A PAUSA

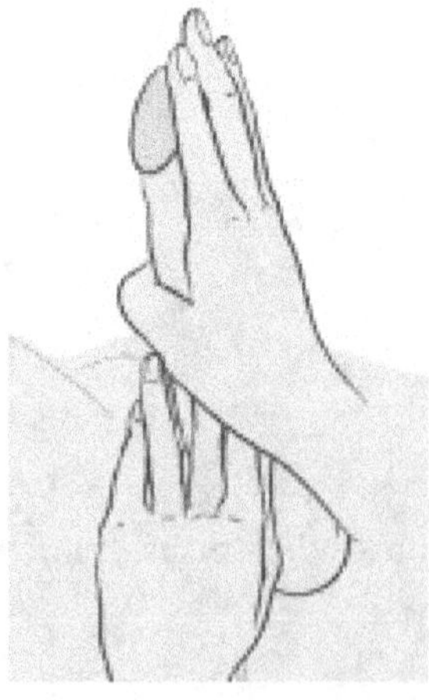

Uma mão sobre o Lingam e a outra sobre os testículos.

MANOBRAS DE MASSAGEM YONI

A CONEXÃO

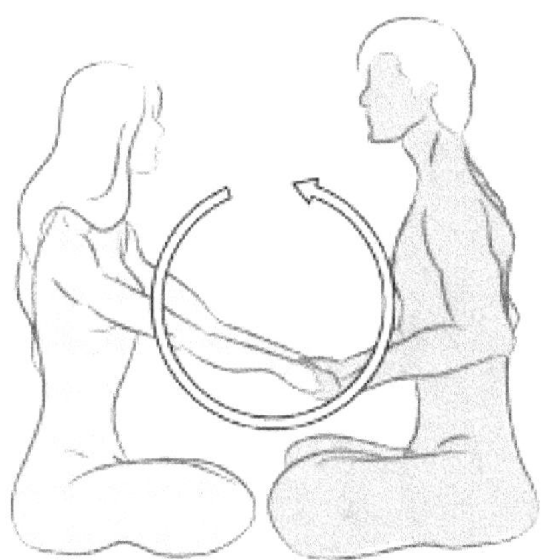

Inicie a sessão com um ritual de conexão

MASSAGEM DE CORPO INTEIRO

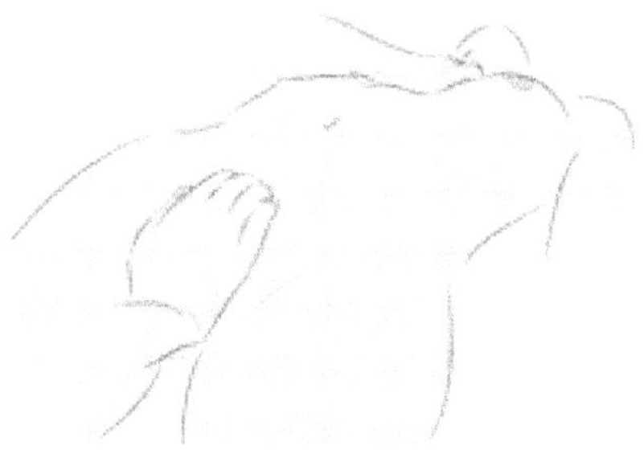

Faça uma massagem de corpo inteiro seguindo a ordem estabelecida. No início da massagem Yoni, coloque a mão esquerda sobre o coração e a mão direita sobre o Yoni, conectando os dois centros.

YONI SHIATSU

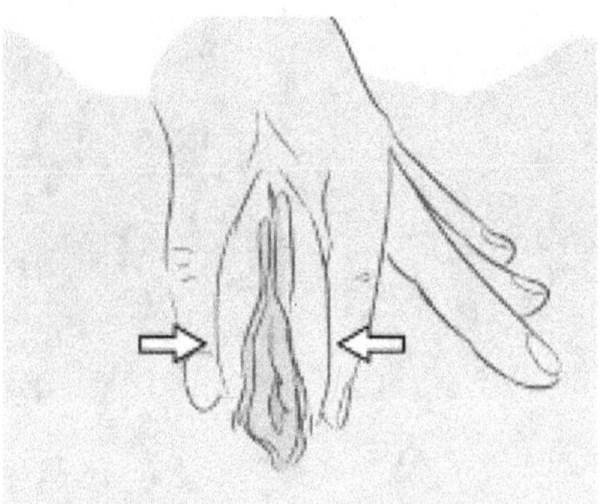

Pressão suave nos dois lábios externos e para cima e para baixo.
Use o polegar e o indicador.

ALONGAMENTO DOS LÁBIOS EXTERNOS

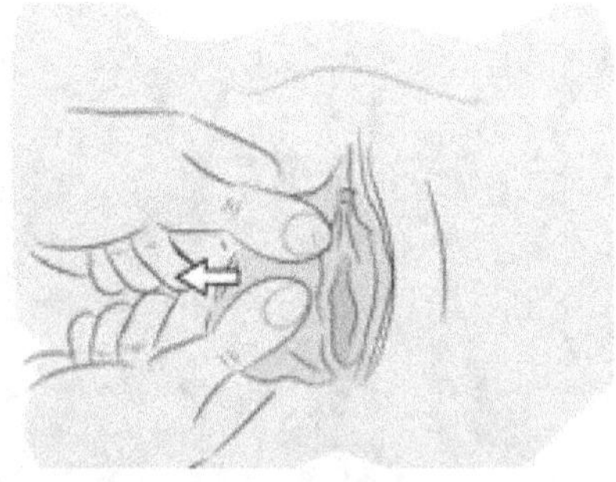

Estique os lábios externos para fora, para cada lado, para cima e
para baixo.

TOCAR PIANO NOS LÁBIOS

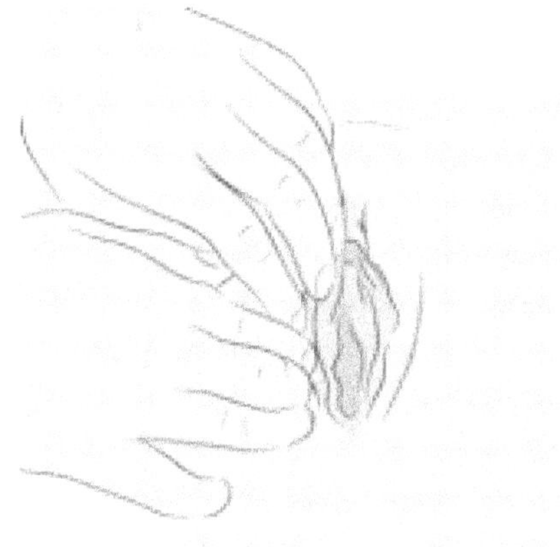

Toque o piano batendo suavemente nos lábios externos com os dedos.

CÍRCULOS AO REDOR DA VULVA

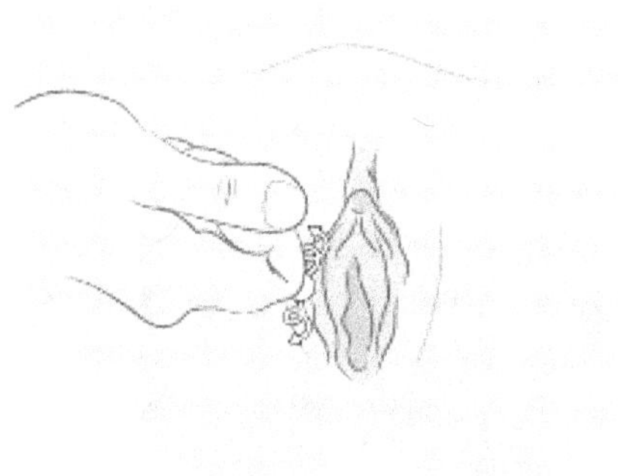

Mova as pontas dos dedos em círculos ao redor da vulva para remover a tensão.

ALONGAMENTO DOS LÁBIOS INTERNOS

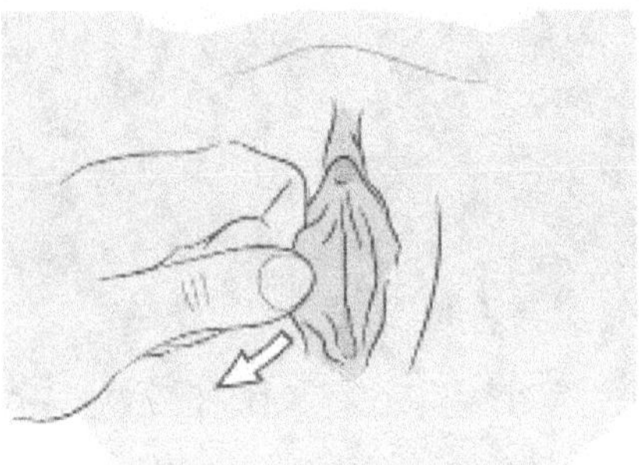

Certifique-se de que a mão esteja lubrificada. Estique suavemente os lábios internos

APERTE O CAPUZ DO CLITÓRIS.

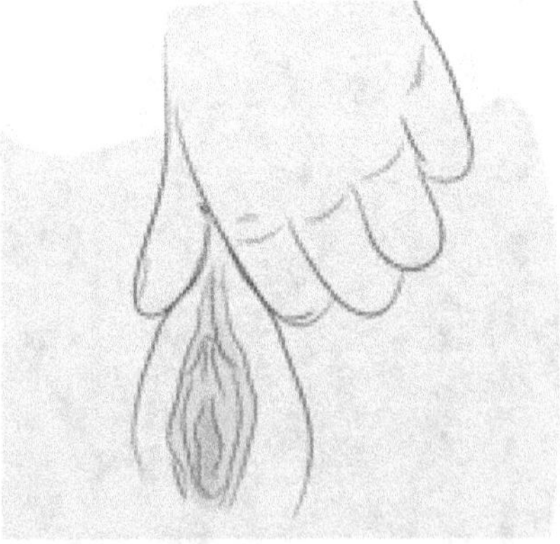

Aperte todo o capuz para obter estimulação indireta do clitóris.

MOVA O CAPUZ PARA CIMA E PARA BAIXO

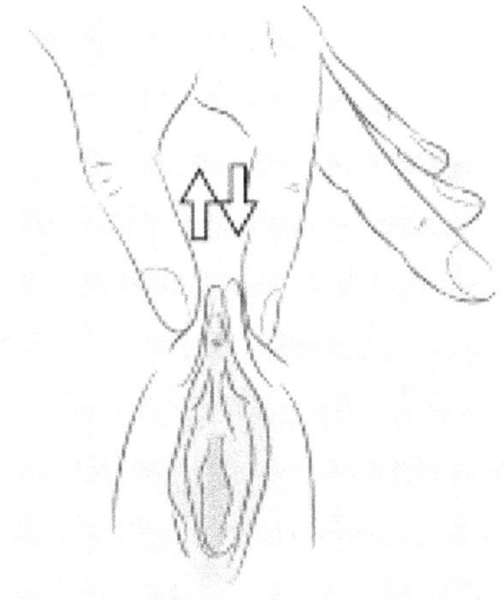

Mova o capuz da haste do clitóris para cima e para baixo. Certifique-se de não estimular demais o clitóris.

PRESSÃO LATERAL DO CLITÓRIS

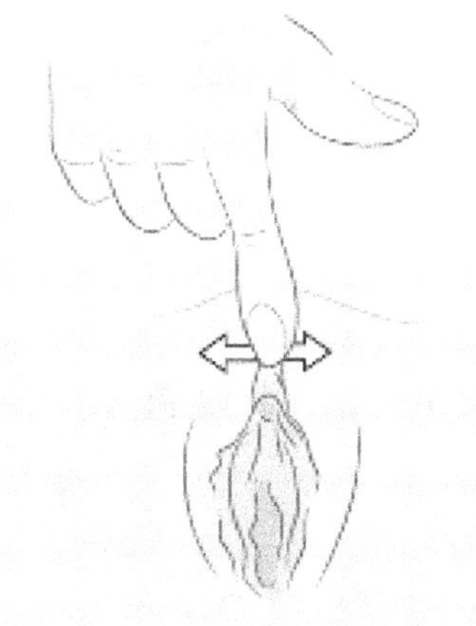

Acaricie suavemente e depois mova o clitóris para cada lado com o dedo.

MASSAGEM NA ÁREA DO PERÍNEO

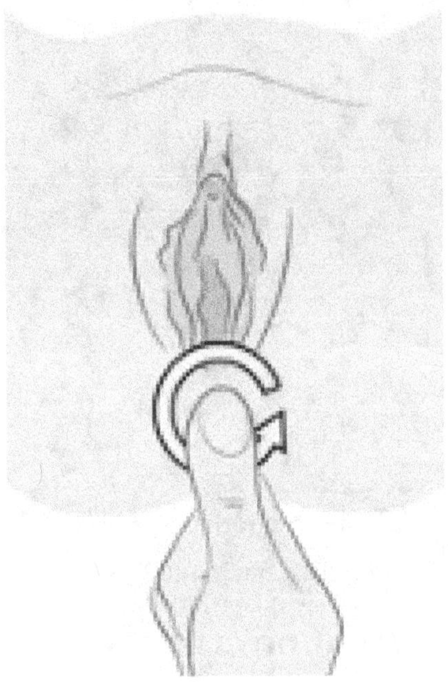

Massageie ao redor do períneo, abaixo da entrada da vagina. Faça círculos, variando a pressão e tentando vibrar o assoalho pélvico.

ENTRE NO YONI PEDINDO PERMISSÃO

MASSAGEM NO SENTIDO HORÁRIO

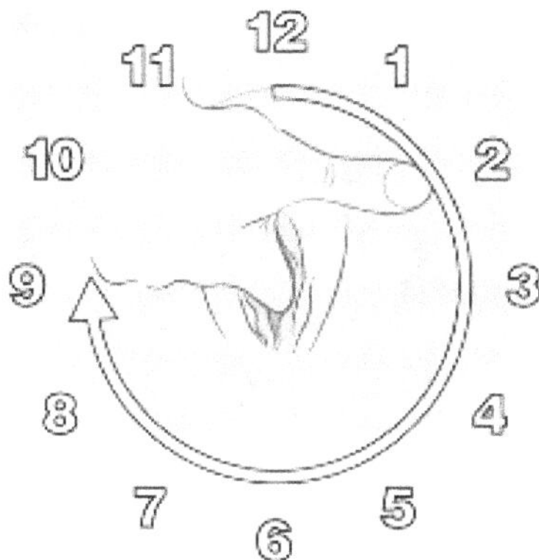

Dentro do Yoni, pressione em um movimento circular para cima (posição das 12 horas). Solte, vá para a posição de 1 hora e pressione novamente. Procure áreas dormentes, doloridas ou tensas.

DANDO LUZ

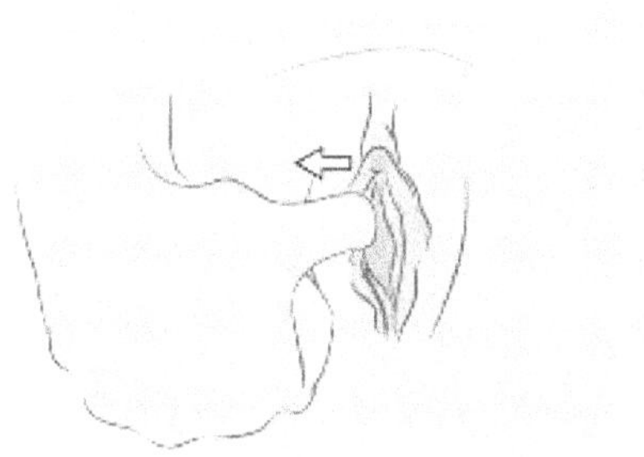

Use um ou dois dedos para pressionar e convidar a expressão e a liberação da tensão com um som de "Ahhh!".

MASSAGEANDO A ZONA G

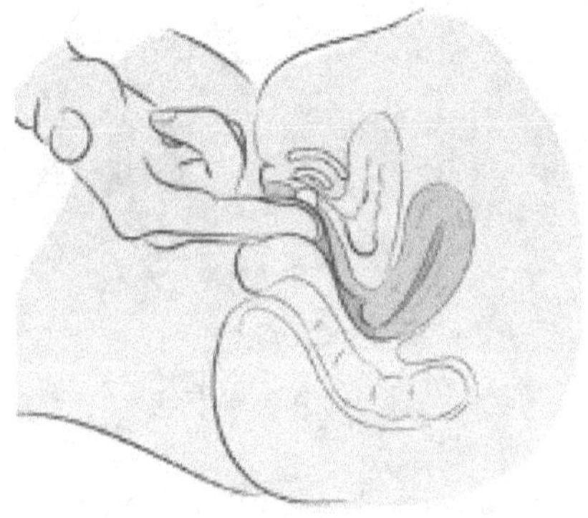

Deslize alguns centímetros para dentro e pressione a zona G.

O SÍMBOLO DO INFINITO

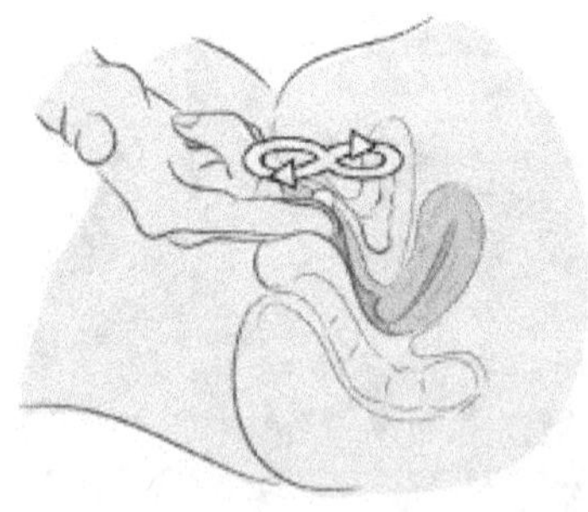

TOQUES E CÓCEGAS

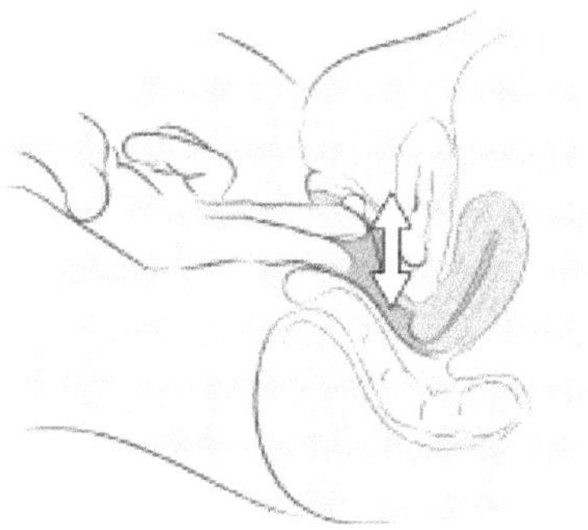

Toque e faça cócegas para despertar a zona G. Alterne pequenos toques.

VEM AQUI

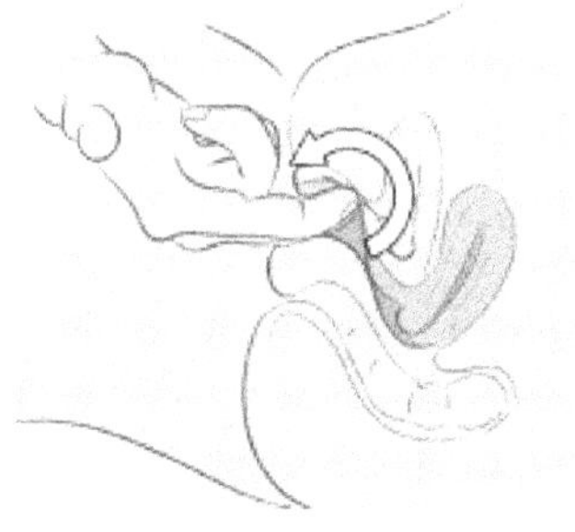

SQUIRTING

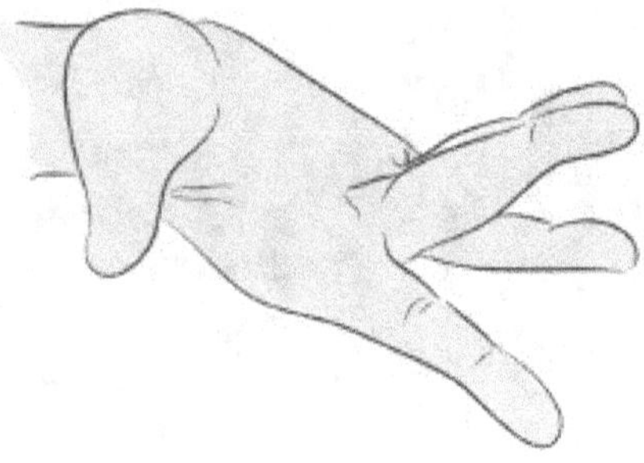

Use os dedos médio e anular. Sente-se ao lado dela e faça movimentos para cima e para baixo (a partir do ombro). Pressione o ponto G com seus dedos.

MÓDULO VI

EJACULAÇÃO FEMININA

Os orgasmos femininos envolvem três tipos diferentes de fluidos. O primeiro deles é a lubrificação sentida durante a excitação, o segundo são os fluidos emitidos durante um orgasmo normal e o terceiro são os fluidos de uma ejaculação feminina, que muitas mulheres nunca sentiram.

Com o tempo, os pesquisadores fizeram experiências, principalmente com estudos anatômicos, na tentativa de identificar a origem da ejaculação e explorar seus benefícios fisiológicos e anatômicos para a experiência sexual feminina.

Apesar desses estudos, a ejaculação feminina é um assunto controverso, misterioso e polêmico que intriga cada vez mais a sociedade moderna. As tradições tântricas e taoístas e a ciência ocidental apresentam perspectivas diferentes sobre essa forma de expressão da sexualidade feminina. Todas são valiosas para lançar luz sobre esse assunto controverso e misterioso.

É necessário entender a própria natureza da essência feminina. A mulher é, em essência, YIN. Como a água do oceano, ela é profunda e misteriosa. O poder sexual feminino pode, desde abrigar outra vida em seu interior até acessar o prazer orgástico ilimitado. Nas tradições taoístas, YIN é considerada inesgotável, aquosa, suave, receptiva e fértil.

Hoje, nas sociedades modernas, a maioria das mulheres perdeu o contato com sua essência YIN mais profunda e cultivou principalmente o YANG.

A grande maioria das mulheres modernas sente erroneamente que as formas femininas de seus corpos são inadequadas e não valorizam seu YIN ou suavidade. É uma tendência comum entre as mulheres jovens desejar um abdômen musculoso, não ser "tão sensível" ou "emocional" ou se esforçar para ser agressiva, em vez de amorosa.

Os hábitos sexuais modernos também contribuíram para manter o mistério da feminilidade e da ejaculação feminina não descoberto e reprimido.

Tanto as antigas tradições orientais quanto a medicina ocidental moderna concordam que a formação dos ovários e testículos ocorre no tecido renal do feto e que eles descem em estágios posteriores de seu desenvolvimento. À medida que o feto se transforma em um homem, forma-se um tecido esponjoso na próstata que envolve a uretra. Na mulher, o mesmo tecido também envolve a uretra, criando a esponja uretral (corpus spongiosum). Esse tecido tem os mesmos dutos tanto na uretra quanto na próstata.

Rebecca Chalker, autora do livro The Truth About the Clitoris (A verdade sobre o clitóris), afirma que a ejaculação feminina vem de até 30 ou mais glândulas minúsculas incorporadas na esponja uretral, o tubo de tecido erétil esponjoso que circunda a uretra.

Ao mesmo tempo, pesquisadores em Israel e nos Estados Unidos estabeleceram que o tecido da zona G contém uma enzima normalmente encontrada apenas nas glândulas da próstata masculina.

A estimulação do ponto G feminino ativa esses dutos para a secreção de um fluido, assim como a massagem do ponto G masculino (próstata) também desencadeia a secreção do fluido prostático.

"O ponto G nas mulheres é análogo à próstata nos homens... assim como a próstata, o ponto G pode produzir um fluido semelhante ao sêmen (mas não tão viscoso) que pode ser liberado no orgasmo."
Dr. G. Schubach

No caso feminino, os rins são ativados para liberar uma substância não urinária na própria bexiga.

"Pode-se deduzir claramente que o fluido expelido é uma forma alterada de urina, o que significa que parece haver um processo que ocorre durante

> *a estimulação e a excitação sensual ou sexual que afeta a composição química da urina ... perdendo a aparência e o odor da urina devido à secreção do hormônio aldosterona...".*
>
> Dr. G. Schubach

De acordo com a medicina taoista, os rins são o órgão onde o Jing é armazenado e, portanto, esse órgão desempenharia um papel importante na criação de fluidos sexuais, por isso, acrescento, poderíamos até falar de um fluido completamente diferente da urina que é produzida nos rins e que, devido ao compartilhamento de dutos, poderia ter um pouco de urina residual, o que confundiria os cientistas.

Sabe-se também que o colo do útero produz secreções e diferentes tipos de muco durante todo o ciclo menstrual feminino.

Os períodos sexuais da mulher são longos e contrários à velocidade dos tempos modernos. As preliminares são essenciais para que as águas sagradas subam e comecem a fluir.

O clitóris, a zona G e o colo do útero, referidos na terminologia taoista como os três portões, desempenham um papel essencial na liberação das três águas (ambrosia).

A primeira porta é conhecida como clitóris, muitas vezes difícil de localizar. Somente a ponta ou glande tem mais de 8.000 terminações nervosas sensoriais, mais do que qualquer outra parte do corpo humano, e suas ramificações se estendem para fora e para dentro da Yoni.

Usar seus próprios sucos é uma maneira maravilhosa de excitar o clitóris, pois eles foram projetados exatamente para essa finalidade. As glândulas de Bartholin são conhecidas por lubrificar a vagina durante a relação sexual. Sua própria essência será mais excitante do que a sintética ou a saliva, embora ambas tenham seu lugar.

Para desencadear a ejaculação clitoriana é preciso paciência por parte de quem dá e de quem recebe. Às vezes, a estimulação do clitóris pode ser irritante para a mulher, mas se ela conseguir manter o coração aberto e se entregar totalmente ao prazer, além de comunicar suas necessidades, a irritação passará e ela poderá relaxar ainda mais e produzir a primeira água, ou ejaculação clitoriana.

Algumas mulheres tinham consciência disso no passado sem entender seu papel ou a composição do fluido.

As técnicas de respiração e visualização para fazer circular a energia sexual para cima aumentam a capacidade de prazer. O clitóris está diretamente conectado à glândula pineal, portanto, estimular e redirecionar o chi ou prana da excitação pode aumentar ainda mais a experiência orgástica.

A ejaculação do clitóris pode vir das glândulas de skenes, que se abrem em ambos os lados da uretra, da bexiga ou de ambos. Esse fluido é muito claro e leve. A primeira água (e o orgasmo) estimulará ainda mais as glândulas do sistema endócrino a ficarem alertas e ativas. Essa ativação mais completa faz parte do processo para que a mulher tenha um orgasmo superior (em vez de um orgasmo genital de curta duração).

Isso leva à segunda porta de entrada, ou zona G (ponto da deusa). A essa altura, a mulher já terá tido pelo menos um orgasmo e estará bastante excitada, de modo que sua segunda porta estará disponível para ser aberta. A estimulação firme, suave e paciente com intenção amorosa ativará a zona G. É comum que a mulher sinta vontade de urinar durante essa sessão (limpar a bexiga com antecedência pode aliviar a mente). Isso faz sentido, pois os rins começam a ativar sua produção da segunda água (urina transformada em aldosterona ou outro fluido dos rins) e encher a bexiga.

O relaxamento é fundamental para o fluxo da segunda água. Essa massagem específica é profundamente sagrada e pode despertar sentimentos de vulnerabilidade e até de raiva.

Com consciência e energia calorosa e amorosa do coração, pode ocorrer uma cura profunda. Quanto mais aberto e suave estiver o coração da mulher, mais ela relaxará.

Ambos os parceiros podem começar a respirar mais profundamente e incentivar os sons a virem das profundezas do corpo. A ativação do centro da garganta (voz) também contribui para abrir essa porta. Nas tradições tântricas, o chakra da garganta e o chakra sexual estão intimamente relacionados e se influenciam mutuamente. A ativação da voz ajudará na ativação adicional do chakra sexual.

A segunda porta pode levar de alguns segundos a mais de meia hora para ser aberta, portanto, é fundamental ter paciência como massagista e se sentir confortável.

O simples fato de que o tempo desempenha um papel essencial na ejaculação feminina pode ser a razão pela qual muitas mulheres nunca a experimentaram: paciência e calma parecem contrários a uma sociedade moderna em que resultados rápidos são aplaudidos.

À medida que a estimulação aumenta e a mulher relaxa e aceita o prazer, a água começará a escorrer, começando com algumas gotas até encharcar completamente a toalha ou o cobertor que você deve ter pronto.

O sabor dessa água varia de acordo com a saúde da mulher. Quanto mais saudável for o corpo, mais claro e doce será o sabor.

Quanto mais o coração estiver aberto, mais ejaculação será liberada.

A abertura do segundo portão permite que o terceiro portão, também conhecido como colo do útero, seja ativado. Para acessar totalmente essa porta, é essencial usar dedos habilidosos, um pênis ou um vibrador.

Ao redor do colo do útero há vários pontos erógenos que podem ser massageados com delicadeza e firmeza com movimentos lentos para a esquerda, para a direita e abaixo do colo do útero, tomando cuidado para não atingi-lo. O próprio colo do útero contém muitos dutos (que contribuem para todas as diferentes secreções que a mulher experimenta durante o ciclo mensal) e pode ser estimulado por carícias e massagens suaves.

A estimulação direta do colo do útero muitas vezes pode provocar uma intensa abertura do coração, da alma, com sentimentos de amor, vulnerabilidade e entrega.

A sensação dessa abertura é muito, muito profunda e libera a terceira água, que se assemelha a um fluido espesso e viscoso. O colo do útero pode parecer como se estivesse abrindo e fechando ou sugando à medida que se contrai na liberação orgástica.

A penetração por trás ou a aproximação das pernas contra a barriga facilitam o acesso ao colo do útero.

As técnicas taoístas de parafusamento (pequenas espirais sacrais) são ideais para isso e tendem a trazer mais consciência e chi do que a simples investida.

A abertura dos três portões é uma experiência muito poderosa para ambos os parceiros. Fazer amor depois disso é incrivelmente sagrado e com uma expressão muito diferente da relação sexual normal. É muito mais fácil acessar os "orgasmos superiores".

SEXO ORAL: OS BENEFÍCIOS CURATIVOS DA SALIVA, DO SÊMEN E DOS FLUIDOS VAGINAIS

Você já pensou no sexo oral como uma forma de ingerir nutrientes?

Vou me aprofundar na sexualidade sob a perspectiva das tradições taoístas secretas. É muito provável que você nunca tenha visto o sexo oral sob esse ponto de vista.

De acordo com o taoismo, o Chi é a energia da vida, a força vital essencial que anima todas as formas de vida no universo. Ele está relacionado a outra substância energética encontrada no corpo humano, conhecida como Jing, que, uma vez esgotada, leva à morte. O Jing pode ser perdido de várias maneiras, principalmente por meio de fluidos corporais.

Por esse motivo, os taoístas praticavam vários métodos para estimular, aumentar, conservar e trocar seus fluidos corporais. O fluido que contém a maior proporção de Jing é o sêmen do homem, portanto, os taoístas acreditavam que os homens deveriam reduzir a frequência da ejaculação a um certo mínimo, ou até mesmo evitar a ejaculação como forma de preservar e prolongar a vida.

Sei que contemplar o sexo oral como uma porta de entrada não apenas para o desenvolvimento espiritual, mas também como uma ferramenta e energia que pode ser usada para retardar o processo de envelhecimento pode parecer irracional e antiquado no século XXI.

Em primeiro lugar, é preciso observar que a vida é repleta de oralismo sexual. No Ocidente, a psicanálise considera o oralismo como o primeiro estágio no desenvolvimento da libido de uma pessoa, um momento em que o desejo sexual não é diferenciado do desejo por comida.

É um fato inegável que os fluidos corporais da mãe são a fonte inicial de nutrição e sobrevivência do bebê. Então, quando crianças, passamos muito tempo chupando coisas. Quase todos os objetos que uma criança pega passam por sua boca para serem reconhecidos.

Quando crianças, julgamos tudo pelas sensações que produz em nossa língua. Ao usar a língua, produzimos saliva e, para uma criança, saliva é sinônimo de comida. Essa é a razão da baba frequente das crianças.

Quando falamos de sexo oral, os fluidos corporais vêm imediatamente à mente: saliva, sêmen e fluidos vaginais.

A saliva é um fluido corporal, não um excremento, como é erroneamente considerado no Ocidente. A saliva é repleta de nutrientes benéficos. Ela ajuda na digestão, cura a pele e limpa o esôfago, entre outras funções.

O sêmen é outro fluido corporal que contém apenas 1% de esperma, o restante é composto por mais de 200 proteínas diferentes, além de vitaminas e minerais, incluindo vitamina C, cálcio, cloro, ácido cítrico, frutose, ácido lático, magnésio, nitrogênio, fósforo, potássio, sódio, vitamina B12 e zinco.

O sêmen também contém mais de 50 compostos, incluindo hormônios, endorfinas, neurotransmissores e imunossupressores, além de proteínas antimicrobianas para combater bactérias, vírus e fungos.

Também estão presentes no sêmen substâncias que melhoram o humor, como cortisona, estrona, oxitocina, hormônio liberador de tirotropina, prolactina, melatonina e serotonina.

Por todos esses motivos, os cientistas começaram a investigar os benefícios da ingestão de sêmen, tanto por via oral quanto por via vaginal. Descrevo alguns desses estudos a seguir.

Um estudo holandês com mulheres que praticavam sexo oral e engoliam o sêmen do parceiro descobriu que engolir o sêmen estava associado a um risco menor de pré-eclâmpsia (toxemia da gravidez). Os cientistas levantam a hipótese de que uma possível explicação para esse fenômeno é que existem substâncias no sêmen que ajudam a adaptar o sistema imunológico da mãe para aceitar proteínas estranhas presentes no esperma, na placenta e no feto do parceiro. Isso mantém a pressão arterial baixa e reduz o risco de pré-eclâmpsia.

Austin University, na Carolina do Norte, EUA, investigaram o sêmen nos homens e o "muco" vaginal ou cervical nas mulheres. Eles chegaram a vários resultados que parecem mostrar que a ingestão desses fluidos por via oral depois de terem sido expelidos pelo corpo é benéfica para a saúde, já que esses fluidos contêm altos níveis de proteína que podem ser usados pelo corpo humano se forem ingeridos dentro de 10 minutos depois de terem sido expelidos, obtendo assim muitas vitaminas e proteínas contidas nesses fluidos corporais.

Depois de 10 minutos, há o risco de os fluidos se decomporem e perderem seu valor nutricional, portanto, ingeri-los seria um risco porque eles estão em más condições.

O surpreendente é que os cientistas perceberam que o sêmen dos homens causa mais efeitos benéficos quando ingerido por mulheres do que por homens e, vice-versa, o fluido vaginal das mulheres causa mais efeitos positivos quando consumido por homens. Isso é algo que a tradição taoista vem proclamando há milênios.

Em outro estudo realizado por pesquisadores da Universidade de Saskatchewan, descobriu-se que uma proteína presente no sêmen atua no cérebro feminino para desencadear a ovulação e que essa proteína também é responsável pelo crescimento, manutenção e sobrevivência dos neurônios. As descobertas sugerem que o sêmen funciona como um sinal hormonal que age por meio do hipotálamo e da glândula pituitária no cérebro feminino, desencadeando a secreção de hormônios que promovem a ovulação.

Por fim, alguns estudos parecem mostrar que o sêmen de touro rejuvenesce os cabelos danificados, sugerindo que ele contém várias proteínas que podem complementar as proteínas presentes nas moléculas dos cabelos.

Portanto, a ciência está corroborando o antigo conhecimento taoista e, ao mesmo tempo, fornecendo uma explicação sobre por que, do ponto de vista instintivo (a inteligência do corpo), a mulher tem uma tendência natural a desejar ingerir o sêmen e a saliva de um homem.

Acontece que, no Ocidente, a moralidade dominante sempre viu o sexo em geral e o sexo oral e a troca de fluidos em particular como algo sujo. Esse pensamento limitador foi introduzido nos padrões inconscientes do coletivo feminino e masculino, produzindo desorientação e repressão sexual, com as consequências usuais.

Neste ponto, devo dizer que um grande número de mulheres que trabalham como profissionais do sexo sempre conheceram muitas dessas virtudes do sêmen e o utilizam, por exemplo, como um creme rejuvenescedor facial. Aprendi isso há muitos anos, graças a um período da minha vida em que trabalhei em contato com muitas delas e, embora eu saiba que essa declaração parecerá sem sentido para muitas pessoas, simplesmente a coloco aqui para que todos possam entendê-la como quiserem.

A troca de fluidos corporais, sêmen, fluido vaginal e saliva, é a maneira pela qual nossos corpos se alimentam das essências naturais que existem em maior proporção no sexo oposto e das quais precisamos para estar em equilíbrio psicofísico, assim como precisamos beber água ou comer alimentos.

Também devemos considerar os riscos envolvidos na troca de fluidos, assim como há riscos em ingerir qualquer alimento. Entretanto, esse não é o foco deste artigo, portanto, peço a todos os interessados nos riscos envolvidos nas relações sexuais que busquem informações adequadas.